Chahrazed Kandouci

Exposition au stress psycho-social en milieu professionnel

Chahrazed Kandouci

Exposition au stress psycho-social en milieu professionnel

Epuisement professionnel des travailleurs du secteur tertiaire: prévalence et facteurs associés

Presses Académiques Francophones

Impressum / Mentions légales
Bibliografische Information der Deutschen Nationalbibliothek: Die Deutsche Nationalbibliothek verzeichnet diese Publikation in der Deutschen Nationalbibliografie; detaillierte bibliografische Daten sind im Internet über http://dnb.d-nb.de abrufbar.
Alle in diesem Buch genannten Marken und Produktnamen unterliegen warenzeichen-, marken- oder patentrechtlichem Schutz bzw. sind Warenzeichen oder eingetragene Warenzeichen der jeweiligen Inhaber. Die Wiedergabe von Marken, Produktnamen, Gebrauchsnamen, Handelsnamen, Warenbezeichnungen u.s.w. in diesem Werk berechtigt auch ohne besondere Kennzeichnung nicht zu der Annahme, dass solche Namen im Sinne der Warenzeichen- und Markenschutzgesetzgebung als frei zu betrachten wären und daher von jedermann benutzt werden dürften.

Information bibliographique publiée par la Deutsche Nationalbibliothek: La Deutsche Nationalbibliothek inscrit cette publication à la Deutsche Nationalbibliografie; des données bibliographiques détaillées sont disponibles sur internet à l'adresse http://dnb.d-nb.de.
Toutes marques et noms de produits mentionnés dans ce livre demeurent sous la protection des marques, des marques déposées et des brevets, et sont des marques ou des marques déposées de leurs détenteurs respectifs. L'utilisation des marques, noms de produits, noms communs, noms commerciaux, descriptions de produits, etc, même sans qu'ils soient mentionnés de façon particulière dans ce livre ne signifie en aucune façon que ces noms peuvent être utilisés sans restriction à l'égard de la législation pour la protection des marques et des marques déposées et pourraient donc être utilisés par quiconque.

Coverbild / Photo de couverture: www.ingimage.com

Verlag / Editeur:
Presses Académiques Francophones
ist ein Imprint der / est une marque déposée de
OmniScriptum GmbH & Co. KG
Heinrich-Böcking-Str. 6-8, 66121 Saarbrücken, Deutschland / Allemagne
Email: info@presses-academiques.com

Herstellung: siehe letzte Seite /
Impression: voir la dernière page
ISBN: 978-3-8416-3313-2

Zugl. / Agréé par: Sidi Bel-Abbés, Université de Sidi Bel-abbés, 2011

Copyright / Droit d'auteur © 2015 OmniScriptum GmbH & Co. KG
Alle Rechte vorbehalten. / Tous droits réservés. Saarbrücken 2015

Remerciements

➕ *Monsieur le Professeur* **KANDOUCI Baderdine Abdelkrim**
Vous êtes à l'initiative de ce travail et m'avez, comme directeur de thèse, permis de réaliser cette étude.
Je vous remercie pour votre aide, vos conseils et votre disponibilité

➕ *Madame le Professeur* **AZZOUG Malika** *Chef de service de médecine du travail CHU Beni Messous,*
Vous me faîtes l'honneur de présider mon jury de thèse. Soyez assurée de mon respect et de ma profonde reconnaissance,
Je vous remercie également pour la bienveillance que vous avez manifestée à mon égard, à travers l'intérêt que vous avez accordé à ce travail.

➕ *Monsieur le Professeur* **HADDAD Mustapha**, *Chef de service de médecine du travail CHU Constantine,*
Vous avez accepté d'être membre de mon jury. Je vous remercie pour cette marque d'estime, pour vos encouragements et pour l'intérêt que vous avez toujours porté à notre discipline.
Veuillez trouver ici la marque de ma gratitude et le témoignage de mes remerciements sincères.

➕ *Monsieur le Professeur* **BOUKERMA Zaidi** *Chef de service de médecine du travail CHU de Sétif,*
Vous avez accepté de juger ce travail et manifesté beaucoup d'intérêt pour sa réalisation. Permettez-moi de vous exprimer mes sincères remerciements et toute ma reconnaissance pour vos précieux conseils.

➕ *Monsieur le Professeur* **TOU Abdenacer** *Recteur*
Malgré votre charge de travail quotidienne et vos responsabilités vous avez accepté de faire partie de mon jury de

thèse ; Je saisis cette occasion pour vous exprimer ma profonde gratitude

- *Monsieur le Professeur **CANTINEAU Alain** Chef de service de médecine du travail hôpital civil de Strasbourg,*

Tous mes remerciements pour avoir accepté d'être membre de ce jury. Merci aussi pour votre accueil à Strasbourg et l'intérêt que vous portez à la santé au travail.

Je tiens à remercier également :

- *le Docteur **Lahmer Abdelkader** pour son aide précieuse à la réalisation de ce travail.*

- *Les résidents qui ont collaboré à l'élaboration de ce travail*

- *Les responsables du secteur tertiaire et tous ceux qui ont accepté de participer à notre enquête*

A mes parents, qui m'ont toujours offert leur amour et leur soutien. Sans leur aide et leurs encouragements la réalisation de cette étude aurait été difficile.

TABLE DES MATIERES

Table des tableaux
Table des figures
Liste des abréviations
Table des annexes

Première Partie : Etude théorique

Chapitre1 :
Introduction……………………………………………………….21
Chapitre2 : Le stress……………………………………………. 25

    2.1 Historique……………………………………………………..25

    2.2 Définition …………………………………………………….26

    2.3 Facteurs liés au stress………………………………………... 28

    2.4 Pathologies associées au stress 30

    2.5 Méthodes d'évaluation du stress …………………………….31

        2.5.1 Les dosages biologiques 31

        2.5.2 Les mesures physiologiques …………………….....33

        2.5.3 Les questionnaires ou échelles d'évaluation…… …...33

Chapitre 3 : Le concept du *burn out*

3.1 Historique………………………………………………………....35

    3.1.1 Freudenberger (1974) " Première description du burn out"…………………………………………………………….. 35

    3.1.2 Autres conceptions initiales du burn out………………....36

3.1.3 Maslach…………………………………………...37
3.2 Définition ……………………………………………………...39
3.3 Les caractéristiques de ce syndrome……………………………40
3.4 Personnes et professionnels exposés ……………………………41
3.5 Tableau clinique ……………………………………………......42
3.6 Etats limites du burn out ………………………………………47
    3.6.1 Burn out et stress…………………………………………...47
    3.6.2 Burn out et dépression…………………………………….48
    3.6.3 Burn out et anxiété……………………………………...49
    3.6.4 Burn out et neurasthénie………………………………….49
    3.6.5 Burn out et insatisfaction au travail……………………..50
    3.6.6 Burn out, somatisation et maladie psychosomatique……50

3.7 Les échelles de mesure du burn-out……………………………51
    3.7.1 Maslach burn-out Inventory (M.B.1.) : présentation et utilisation…...………………………………………………51
    3.7.2 Le Tedium Measure et sa comparaison au M.B.I ……………………………………………………56
    3.7.3 Autres instruments d'évaluation du burn out ………..58

3.8 Implications du modèle d'interaction entre personne et environnement de travail pour la prévention du phénomène de burnout……………………………..………………………...59

3.9 Les domaines d'interaction entre personne et environnement de travail……………………………………………………….62
    3.9.1 Surcharge de travail …………………….………….62
    3.9.2 Contrôle ……………………………………………...63

    3.9.3 Système de récompense..63

    3.9.4 Soutien social et cohésion d'équipe.........…................64

    3.9.5 L'équité au travail.................................……...........64

    3.9.6 Conflits de valeurs..…......65

    3.9.7 Valeur perçue du travail.......................................…...65

    3.9.8 Formation..….....66

    3.9.9 Interruptions................…..................................….......66

3.10 La prévention du burnout...67

3.10.1 L'évolution des changements de l'individu....................67

    3.10.1.1 Modifier la relation entretenue par l'individu avec son travail...70

    3.10.1.2 Stratégies visant à améliorer les ressources personnelles de l'individu................................71

3.10.2 Psychothérapie...72

3.11 Burn-out et perspectives d'indemnisation........................72

Deuxième Partie : Etude pratique

Chapitre 1 : Objectifs de l'étude..75
Chapitre 2 : Sujets et méthodes...77

2.1 Population de l'étude 77

    2.1.1 Critères d'inclusion 78

    2.1.2 Critères d'exclusion..78

2.2 Définition du cas 78

2.3 Investigation technique 79

2.4 Type d'enquête 79

2.5 Le recueil des données ………………………………………….79

    2.5.1 L'inventaire d'épuisement professionnel de Maslach(MBI)……………………………………………….80

    2.5.2 L'échelle du Vécu Professionnel par l'Individu (EVPI)……………...……………………………………….81

2.6 Déroulement de l'enquête …………………………………….82

2.7 Définition des variables incluses ……………………………..83

2.8 Analyse statistique…………………………………………….86

2.9 Plan d'analyse ………………………………………………...87

Chapitre 3 : Résultats

3.1 Taux de participation…………………………………………..89

3.2 Données descriptives épidémiologiques et professionnelles……91

3.2.1 Description de la population entière (560 employés)................91

    3.2.1.1   Caractéristiques socio-démographiques ………...91

    3.2.1.2   Caractéristiques professionnelles ……………101

    3.2.1.3   Niveau d'exposition de la population aux différents stresseurs……………………………………….108

    3.2.1.4   Description des trois composantes du burn-out ………... ……………………………………..109

3.2.2 Prévalence du burn-out et de ses composantes …………….111

3.2.3 Particularités au sein de strates spécifiques : sexe et statut marital ………...113

    3.2.3.1 Particularités de la population selon le sexe ……….113

3.2.3.2 Particularités selon le statut marital ……………...127

3.2.4 Description des cas de burn-out (≥ 5)…………………...128

3.2.5 Conclusion de l'étude descriptive …………………….....130

3.3 Facteurs associés à l'augmentation du risque de burn-out……135

3.3.1 Population entière ………………………………………...136

    3.3.1.1 Facteurs associés au Burn-out chez la population globale analyse univariée …………….................…….136

    3.3.1.2 Facteurs associes au Burn-out chez la population globale : analyse multivariée …………………………...141

    3.3.2 Population spécifique : sexe, état matrimonial………...147

    3.3.2.1   Facteurs associés Analyse univariée chez les hommes ……….…………………………………..147

    3.3.2.2   Analyse multivariée chez les hommes…………149

    3.3.2.3   Facteurs associés analyse univariée chez la Population féminine ……………………………………...152

    3.3.2.4   Analyse multivariée chez les femmes………….156

    3.3.2.5   Facteurs associés chez les mariés ……………159

    3.3.2.6   Facteurs associés chez les célibataires ………...161

3.4 Conclusion sur les facteurs associés à l'augmentation du Burn-out………...………………………………………………………....162

  3.5   Impact des actions correctrices sur la diminution du risque…..166

4   Chapitre 4 : Discussion

4.1 Discussion de la méthodologie……………………………….167

4.1.1 Type d'enquête…………………………………………….... 167

4.1.2 Choix du recueil des données ………………………………168

4.1.3 Choix de la population de la taille de l'échantillon…………168

4.1.4 Le taux de réponse………………………………………….169

4.1.5 La fiabilité des données…………………………………….169

4.2 Discussion des résultats……………………………………...169

4.2.1 Discussion de l'échantillon global…………………………169

4.2.2 Description de l'échantillon par sexe………………………171

4.2.3 Etude de la prévalence du Burn-out…………………….…171

4.2.4 Etude de la prévalence des trois sous échelles du Burn-out………………..……………………………………………...173

    4.2.4.1 Etude de la prévalence par sexe……………….…174

    4.2.4.2 Etude de la prévalence par statut marital……….…174

4.2.5 Etude des trois sous échelles chez les deux populations masculine et féminine…………………………………………...174

    4.2.5.1 Epuisement émotionnel……………………….…..174

    4.2.5.2 Dépersonnalisation…………………………….…..175

    4.2.5.3 Accomplissement personnel………………………175

4.3 Discussion des facteurs associés au Burn-out………………….175

4.3.1 Facteurs sociodémographiques………………………….....175

4.3.2 Facteurs professionnels……………………………….......182

4.3.3 Stresseurs professionnels……………………………………..186

4.4 Limites et biais de l'étude ……………………………………..191

Chapitre 5 : conclusion……………………………………………...193

Bibliographie……………………………………………………….197

Annexe 1 :Questionnaire……………………………………....210

Table des tableaux

Tableau I : Seuils du MBI

Tableau II : Composantes du Burn-out incluses

Tableau III : Variables socio-démographiques incluses

Tableau IV : variables professionnelles incluses

Tableau V : Définition des variables stresseurs

Tableau VI : Echelle du vécu professionnel par l'individu (moyenne et écart type)

Tableau VII : Distribution par sexe, selon les variables sociodémographiques et différences observées

Tableau VIII : Distribution des facteurs professionnels selon le sexe et différences observées

Tableau IX : Distribution du pourcentage des différents stresseurs (score défavorable) selon le sexe et valeur de p après comparaison

Tableau X : Moyenne et écart type de l'échelle du vécu professionnel par l'individu chez les employés homme et femme

Tableau XI : Différences sociodémographiques et professionnelles entre employés hommes et femmes après ajustement

Tableau XII : Différences socio-démographiques et professionnelles entre le groupe des salaries célibataires et le groupe des salariés mariés

Tableau XIIIa : Etat descriptif des cas de Burn-out selon les variables par ordre décroissant

Tableau XIIIb : Etat descriptif suite

Tableau XIV : Déterminants sociodémographiques du risque d'épuisement professionnel. Echantillon total

Tableau XV : Déterminants professionnels du risque d'épuisement professionnel (MBI≥ 5) dans l'échantillon total (en univariée)

Tableau XVI : Stresseurs professionnels et risque d'épuisement professionnel (MBI ≥5) dans l'échantillon total (en univariée)

Tabeau XVII : Facteurs associés au Burn-out ≥ 5 chez les 560 salariés après ajustement

Tableau XVIII : Déterminants sociodémographiques du risque d'épuisement professionnel chez les hommes

Tableau XIX : Déterminants professionnels du risque d'épuisement professionnel chez les hommes

Tableau XX : Déterminants stressants du Burn-out chez les hommes

Tableau XXI : Facteurs associés au Burn-out ≥ 5 après ajustement chez 266 hommes employés dans le secteur tertiaire

Tableau XXII : Déterminants sociodémographiques du risque d'épuisement professionnel chez les femmes analyse univariée

Tableau XXIII : Déterminants professionnels du risque d'épuisement professionnel chez les femmes analyse univariée

Tableau XXIV : Déterminants stresseurs défavorables du risque d'épuisement professionnel chez les femmes

Tableau XXV : Facteurs associés au Burn-out ≥ 5 après ajustement chez 294 femmes employés dans le secteur tertiaire

Tableau XXVI : Facteurs associés au Burn-out ≥ 5 après ajustement chez 411 mariés employés dans le secteur tertiaire

Tableau XXVII : Facteurs associés au Burn-out ≥ 5 après ajustement chez 149 célibataires employés dans le secteur tertiaire.

Tableau XXVIII : Impact attendu des actions correctrices sur la prévalence actuelle selon le type de population étudiée : prévision après ajustement

Table des graphes

Figure 1 : Risques psychosociaux et effets sur la santé

Figure 2 : Le processus de Burn-out d'après le modèle tridimensionnel de Maslach et Jackson

Figure 3 : Distribution des salariés selon le sexe.

Figure 4 : Distribution de l'âge dans les 560 salariés de l'étude

Figure 5 : Distribution des salariés selon la classe d'âge

Figure 6 : Distribution des salariés selon le statut marital.

Figure 7 : Distribution du nombre d'enfants chez les salariés mariés.

Figure 8 : Distribution du nombre d'enfants chez les salariés mariés (< ou>4)

Figure 9 : Distribution des salariés selon le nombre de personnes à charge. (560 salariés).

Figure 10 : Distribution des personnes à charge chez les 411 salariés mariés

Figure 11 : Distribution des personnes à charge dans 149 salariés célibataires.

Figure 12 : Distribution des salariés selon le nivcau d'études

Figure 13 : Distribution des salariés selon la prise médicamenteuse.

Figure 14 : Distribution des salariés selon le motif de prise de médicaments

Figure 15 : Distribution selon la présence d'activités pécuniaires en dehors du travail.

Figure 16 : Distribution selon les loisirs

Figure 17 : Distribution des salariés selon le secteur d'activité

Figure 18 : Distribution des salariés selon la catégorie professionnelle.

Figure 19 : Distribution des salariés selon la position de management.

Figure 20 : Distribution des salariées selon le poste occupé

Figure 21 : Distribution des postes occupés classés en groupe

Figure 22 : Distribution des salariés selon l'intensité du contact avec le public

Figure 23 : Répartition des salariés selon la classe d'ancienneté à l'établissement

Figure 24 : Répartition des salariés selon la classe d'ancienneté dans la fonction actuelle.

Figure 25 : Distribution des salariés selon les heures hebdomadaires

Figure 26 : Distribution des heures hebdomadaires en classe

Figure 27 : Distribution des salariés selon le temps de transport

Figure 28 : Distribution des salariés selon la pénibilité du transport

Figure 29 : Distribution des salariés selon le Mode de travail

Figure 30 : Distribution de la fréquence des stresseurs (défavorables) chez les 560 employés

Figure 31 : Distribution en score qualitatif des 3 composantes du Burn-out chez les 560 employés

Figure 32 : Distribution en classe des 3 composantes du Burn-out

Figure 33 : Prévalence du burn-out (MBI ≥ 5) chez les 560 employés

Figure 34 : Distribution en score de la fréquence du Burn-out chez 560employés

Figure 35 : Distribution de la fréquence des stresseurs (score défavorables) selon le sexe (266 employés hommes et 294 employées femmes)

Figure 36 : Prévalence du Burn-out dans les deux sexes

Figure 37 : Distribution du Burn-out en score global dans les deux sexes

Figure 38 : Distribution du pourcentage du Burn-out chez les deux sexes d'après la classification en score de Christina Maslach.

Figure 39 : Distribution du pourcentage de l'épuisement émotionnel chez les deux sexes d'après la classification en score de Christina Maslach.

Figure 40 : Distribution du pourcentage de dépersonnalisation chez les deux sexes

Figure 41 : Distribution du pourcentage de l'accomplissement personnel chez les deux sexes

Acronymes et abréviations

ACTEL: agence commerciale de télécommunication

ANEM: Agence nationale de l'emploi

ANSEJ: Agence nationale de soutien à l'emploi des jeunes

AP: accomplissement personnel

BADR: banque algérienne de développement rural

BDL: banque de développement local

BEA: banque extérieure d'Algérie

BA: banque d'Algérie

BNA: banque nationale d'Algérie

CPA: crédit populaire Algérien

CHU: centre hospitalo universitaire

CNEP: caisse nationale d'épargne et de prévoyance

CNR: caisse nationale des retraités

CNAS: caisse nationale des assurances sociales

CNAC: caisse nationale d'assurance chômage

CIAR: compagnie internationale d'assurance et de réassurance

CASNOS: caisse nationale de sécurité sociale des non-salariés

CAAT: compagnie algérienne des assurances

CV-VP: conflits de valeur et valeur perçue

CW-IM: charge de travail et imprévisibilité

CT: contrôle

DARS : Direction de l'animation de la recherche, des études et des statistiques

DM : direction des moudjahidines

DP : dépersonnalisation

EE : épuisement émotionnel

EVPI : L'échelle du vécu professionnel par l'individu

Enf : Enfant

FM : Formation

IC : Intervalle de confiance

INRS : Institut National de Recherche et de Sécurité.

JPIS: Job Person Interaction Scale

KCA : Khenteur composantes électroniques

LRES : Laboratoire de recherche en environnement et santé

MBI: Maslach Burn out Inventory

M: Moyenne

Min : Minute

Sd : Ecart-type

N : Nombre

NS : Non significatif

OMS : Organisation mondiale de la santé.

OR: Odds-Radio.

P : significativité fixé à 0,05

Réf : Modalité de référence

RR-EQ : récompense reconnaissance et équité au travail

SAA: société Algérienne des assurances

SPSS: Statistical package for the social sciences

SUMER : Surveillance médicale des risques.

SS : support social

TM : Tedium Measure

Table des annexes

Annexe1:

Questionnaire

Chapitre 1 : INTRODUCTION

Durant les 20 dernières années, les médecins du travail ont été confrontés à un nombre croissant d'employés en situation de stress [1] [2]. Au niveau des pays en développement, on constate le faible pourcentage de recherches scientifiques sachant que ce sont ces pays qui souffrent le plus d'insuffisance en personnel qualifié et en ressources matérielles ainsi que de problèmes liés à la performance et au rendement.

La prévalence de l'état de stress diffère d'une étude à une autre en fonction du type de questionnaire proposé, des scores utilisés, de la population cible et du lieu de l'enquête.

Elle varie de 18 %chez les soignants tunisiens [3] [4] à 21,7% chez le personnel de santé au Maroc [5] à 30,2 % et 46 % chez les professionnels de soins français, en fonction de leur catégorie socioprofessionnelle et de leur pôle d'activité [6]

Plusieurs études dans d'autres pays ont retrouvé un lien direct avec les performances de travail.

La plus récente enquête de Statistique au Canada révèle qu'un peu plus du quart des travailleurs québécois déclarent vivre un degré élevé de stress au quotidien [7]. Cela est sans compter les effets du présentéisme : être présent au travail, mais absent d'esprit, en raison d'un problème de santé physique ou psychologique. Au Québec, environ la moitié des coûts du stress pour les entreprises seraient attribuables au présentéisme, et l'autre à l'absentéisme [8]

En Europe, la situation est tout aussi préoccupante : 1 cas sur 2 d'absentéisme est causé par le stress chronique, d'après un rapport de l'Agence Européenne pour la Santé et la Sécurité au Travail paru en 2009[9].

Environ 20 % des salariés européens estiment que leur santé est affectée par des problèmes de stress au travail, ce qui en fait l'un des principaux problèmes de santé au travail déclaré, derrière les maux de dos, les troubles musculosquelettiques et la fatigue (selon la dernière enquête de la Fondation européenne pour l'amélioration des conditions de travail). Le phénomène n'épargne plus aucun secteur d'activité.

On parle de stress au travail quand une personne ressent un déséquilibre entre ce qu'on lui demande de faire dans le cadre professionnel et les ressources dont elle dispose pour y répondre. Les situations stressantes qui s'installent dans la durée ont toujours un coût pour la santé des individus qui les subissent. Elles ont également des répercussions négatives sur le fonctionnement des entreprises. C'est pourquoi on ne peut pas parler de « bon stress ». [10] [11]

D'après les enquêtes SUMER 2003 60 % des salariés interrogés estiment devoir fréquemment interrompre une tâche qu'ils sont en train de faire pour en commencer une autre.

48 % déclarent travailler dans l'urgence (devoir toujours ou souvent se dépêcher). 53 % déclarent que leur rythme de travail est imposé par une demande à satisfaire immédiatement [12] Un salarié sur 4 travaillant en contact avec du public subit des agressions verbales. C'est le cas pour 63 % des hommes et 80 % des femmes. 22 % de ces salariés déclarent avoir subi une agression verbale et 2 % une agression physique au cours des douze mois précédant l'enquête Sumer 2003. Postiers, employés de banques, agents de sécurité et

professions de santé figurent parmi les métiers les plus touchés.

Les agressions de la part du public sont aussi plus fréquentes pour les salariés en proie à des horaires atypiques, une forte intensité du travail et une organisation du travail contraignante. [13] 42 % déclarent vivre des situations de tension avec le public (parmi les 68 % des salariés en contact avec le public [14].

Il ne s'agit pas d'un phénomène individuel touchant des personnes fragiles mais d'un problème d'ampleur auquel tout le monde peut être confronté.

Dans le cadre de leur mission professionnelle, les employés ressentent un sentiment de stress par rapport aux conditions de travail : polyvalence, contact avec un public, agressions verbales et parfois physiques.

Cette souffrance nécessite un repérage facile et la recherche de ses déterminants socioprofessionnels. Ainsi, en étudiant la perception de l'environnement du travail par les employés, l'entreprise pourra élaborer une politique d'aide afin de réduire cette souffrance. [15]

Nombreux sont les auteurs qui ont reproché la trop grande similitude du « burn-out » avec le concept de stress, le premier intégrant le second dans la plupart de ses définitions (BIBEAU, CROMBEZ, SCARFONE, JACKSON...). Pour en donner quelques exemples :PINES et MASLACH (1978) le conçoivent comme «aboutissement d'un stress chronique [16], CHERNISS cité par BIBEAU 1985 [17] : considère le Burn-out comme « retrait psychologique par rapport au travail en réaction à un stress excessif », FARBER cité par BIBEAU 1985 le voit comme « une étape finale dans une progression de vaines tentatives pour affronter une variété de conditions stressantes perçues comme négatives » et enfin HARRIS cité aussi par BIBEAU 1985 écrit « qu'il résulte du stress et l'accompagne ».

On parle de Burn-out après des expositions à des stress professionnels durant des périodes allant de un à cinq ans [18] .Ce sont les multiples petits débordements qui vont constituer à la longue l'épuisement professionnel.

Depuis une dizaine d'années l'Algérie évolue dans un contexte économique nouveau avec l'installation de multinationales et d'entreprises étrangères. Elle est soumise aux impératifs de la mondialisation, des exigences de la compétitivité et de la concurrence. Cela contribue à mettre à rude épreuve l'organisation et les conditions de travail au sein même des entreprises. Ces dernières mettent les salariés dans des situations contraignantes qu'ils doivent supporter et subir afin de préserver leurs postes ce qui aboutirait à la genèse d'états de stress chronique. [19] [20] [21]

Le caractère subjectif du stress relevant de la perception propre de l'individu n'empêche ni de l'évaluer ni de le mesurer (à l'instar de la douleur) et d'en apprécier l'évolution dans le temps. On dispose de moins de données épidémiologiques en milieu de travail en Algérie qu'en Europe seule une thèse abordant le syndrome d'épuisement professionnel du personnel infirmier au niveau de deux centres hospitaliers d'Alger a été soutenue [22] d'où l'intérêt de ce travail de recherche dans notre région de l'ouest Algérien commençant par la willaya de Sidi Bel Abbés et s'étendant aux villes avoisinantes tel que : Saida, Mascara, Relizane et plus tard Oran.

Chapitre 2 : LE STRESS

2.1 HISTORIQUE :

La notion de stress est connue depuis plus d'un siècle. L'évolution de cette notion s'est faite parallèlement aux progrès des connaissances scientifiques.

Stress : nom masculin, il est tantôt utilisé au singulier : le stress, tantôt au pluriel : les stress.

Ce mot vient du latin *stringere* qui veut dire tendu, raide, et de l'anglais *distress* : détresse [18].

Au XVIIème siècle en Angleterre, le stress signifie état de détresse en rapport avec des agressions extérieures : l'oppression, les privations, l'adversité.

Au XIXème siècle, le terme devient une force, une pression s'exerçant sur un objet ou sur une personne.

Il représente une contrainte physique ou psychologique ("strain" en anglais) avec ses effets et ses conséquences. Ainsi, les agressions liées aux conditions de vie pouvaient entraîner des dommages physiques ou mentaux chez les personnes.

Ensuite, le mot stress réapparaît au 20ème siècle dans le langage des physiologistes [23]

En 1914, W. Cannon, physiologiste anglais, utilise le terme stress dans un sens physiologique, puis en 1928 dans un sens psychologique. Il conçoit alors le stress comme correspondant à des stimuli aussi bien physiques qu'émotionnels, éventuellement en rapport avec l'organisation sociale et industrielle [24].

Le stress représente donc dans un premier temps l'agent causal, le plus souvent constitué par des agents extérieurs nocifs.

Dans un deuxième temps, le stress n'est plus l'agent causal mais la réponse de l'organisme à ces agents.

Enfin Seyle considère ensuite le stress comme étant tout à la fois l'agent et le résultat de son action. Il définit deux types d'effets : souhaitables → eustress ou non souhaitables → distress

Le concept de stress a donc évolué et changé de signification aucours des années, de cause déclenchant avec Cannon, il devient effet consécutif avec Seyle.

Ensuite, on assiste à un élargissement progressif du concept et de son champ d'application.

2.2 DEFINITION :

Il s'agit là des interruptions si communes, répétées et perturbantes auxquelles l'individu est confronté dans ses tâches quotidiennes. Un coup de fil, la visite inopinée d'un collègue, l'arrivée d'un email urgent sont autant d'interruptions incessantes dans le travail et qui représentent un facteur de déstabilisation psychologique important pour l'individu qui voit sa concentration constamment perturbée [25].

Ce type de stress finit par user les réserves d'énergie de l'individu le mettant ainsi à risque pour développer les symptômes de burnout

Le travail comme le stress peuvent avoir un impact positif sur la santé et le bien être d'un salarié [26] [27] [28].

Cette harmonie est possible quand les exigences professionnelles sont optimales, que le salarié jouit d'une certaine autonomie et que le climat de travail de l'entreprise est sain. Dans le cas contraire, "Travailler peut nuire gravement à la santé" en induisant ce qu'on appelle communément **"un mauvais stress"** avec souffrance et préjudice pour la santé de l'employé et de l'entreprise. Sur un plan clinique, *Hans Selye*, physiologiste canadien, a établi en 1936 un "modèle de réponse" au stress caractérisé par une série de manifestations biologiques regroupées en un seul syndrome appelé ***"Syndrome Général d'Adaptation"*** (SGA) apparaissant 6 à 48 heures après une agression.

Ce syndrome se caractérise par 3 phases :

- une 1ère phase ou phase de réaction d'alarme : marquée par une hypertrophie du cortex surrénalien avec des ulcérations gastroduodénales et une atrophie du thymus et de la rate;

- une 2ème phase ou phase de résistance : entrainant une stimulation persistante des fonctions thyroïdiennes et surrénaliennes.

C'est une situation d'adaptation, caractérisée par l'augmentation ou la diminution des symptômes physiologiques

- une 3ème phase ou phase d'épuisement : survenant après un délai plus ou moins long et variable (en moyenne 3 mois); situation d'effondrement face aux contraintes externes avec épuisement des ressources. En expérimentation, cette phase se finit avec la mort des animaux.

Un salarié atteint de stress professionnel ressent un ensemble de symptômes :

- des symptômes physiques à type de douleurs musculaires, de coliques, de maux de tête, de troubles du sommeil et de l'appétit, de sueurs…;

- des troubles cognitifs et mentaux, source d'erreurs, de difficultés de concentration, de difficultés d'autonomie…avec perte de productivité;

- des troubles émotionnels, à savoir une sensibilité et une nervosité exacerbées, des crises de larmes, de la tristesse, de l'angoisse, une dépression…;

- des troubles comportementaux, à type d'isolement social, d'habitudes toxiques, de comportements agressifs…

2.3　FACTEURS LIES AU STRESS :

La liste des facteurs à l'origine du stress au travail est longue et évolue en même temps que le monde du travail. On peut néanmoins identifier cinq grandes catégories de facteurs [10]

La tâche, qui peut être source de stress par sa nature même : prise en charge d'une urgence pour des pompiers ou activités monotones ou répétitives ou exigeant de traiter un très grand nombre d'informations ; ou du fait de ses caractéristiques : surcharge ou

sous-charge de travail, pression temporelle, recours intensif aux nouvelles technologies, etc.

l'organisation du travail : absence de contrôle sur la répartition et la planification des tâches, imprécisions des missions, exigences contradictoires, mauvaise communication, flux tendu, incompatibilité des horaires de travail avec la vie sociale et familiale, précarité du statut, absence de définition des objectifs généraux de l'organisation, etc.

La qualité des relations de travail : manque de soutien de la part des collègues et des supérieurs hiérarchiques, management peu participatif, manque de ou non reconnaissance du travail, isolement social ou physique, etc.

L'environnement physique : bruit, chaleur, humidité, sur-occupation des locaux, etc.

L'environnement socio-économique de l'entreprise : importance de la concurrence nationale et internationale, mauvaise santé économique de l'entreprise, compétitivité, etc.

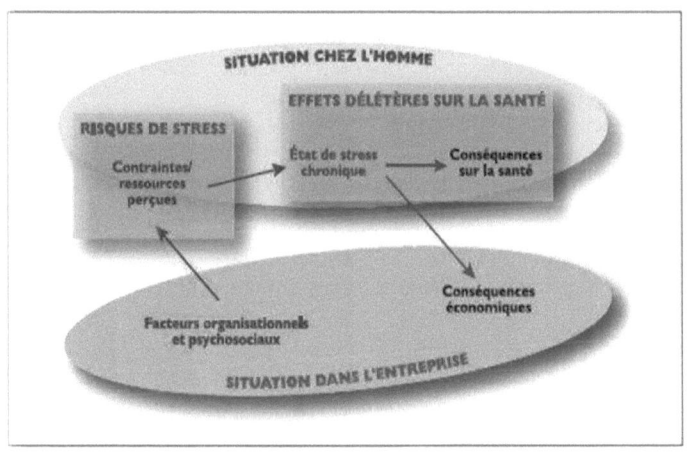

Figure 1 : Risques psychosociaux et effets sur la santé, Les risques de stress correspondent à des situations de déséquilibre entre contraintes et ressources, INRS [31]

2.4 PATHOLOGIES ASSOCIÉES AU STRESS :

Un stress intense se traduit par une forte usure de l'organisme qui affecte la santé. Quand le stress devient chronique, les symptômes s'aggravent et des pathologies organiques apparaissent comme :

- le syndrome métabolique (résistance à l'insuline voire diabète), hypertension artérielle avec une obésité abdominale, anomalies du métabolisme lipidique;

- le risque accru d'accident cardiovasculaire et d'accidents vasculaires cérébraux;

- des troubles musculosquelettiques;

- la dépression et anxiété voire suicide attribué au travail [29] ;

- des maladies immuno-allergiques;

- des colites fonctionnelles;

- des désordres hormonaux.

Un certain nombre d'indicateurs peuvent orienter l'entreprise pour lutter contre le stress au travail [19] [30] [31] comme :

- l'absentéisme, l'instabilité professionnelle ou le turnover;

- les accidents du travail;

- la démotivation;

- la baisse de productivité;

- la dégradation du climat social;

- la mauvaise ambiance de travail.

2.5 METHODES D'EVALUATION DU STRESS :

Le stress est un phénomène global concernant un individu avec ses trois dimensions: biologique, psychologique et sociale. Le sujet placé dans un environnement donné va réagir pour s'adapter aux facteurs de stress en fonction de ses caractéristiques.

La mesure de l'état de stress pourra porter sur les dosages biologiques, les mesures physiologiques et l'utilisation de questionnaires ou d'échelles d'évaluation.

2.5.1 LES DOSAGES BIOLOGIQUES :

Les dosages hormonaux mettent en évidence les réponses neuroendocriniennes immédiates lors d'un stress aigu ou chronique.

La sécrétion et l'excrétion des catécholamines (adrénaline et noradrénaline) et leur métabolite urinaire (acide vanylmandélique) étant mesurable, leurs dosages sanguins ou urinaires varient selon les rythmes biologiques. Ils augmentent en début d'après-midi et diminuent pendant la nuit [32].

Ces taux sont plus élevés chez le sujet âgé mais sans variations avec le sexe.

La sécrétion des catécholamines est influencée par d'autres facteurs dont il faut tenir compte lors de l'établissement des prélèvements et des dosages tels que : alimentation, posture du sujet, activité physique, état rénal, caféine, nicotine…..

Les dosages sanguins ou urinaires d'hormones stéroïdiennes telles le cortisol représente un indice de déséquilibre de l'organisme en rapport avec un stress car il reflète plutôt l'intensité de l'effort d'adaptation et pourrait donc avoir un intérêt dans le dépistage du stress aigu.

Des études ont mis en évidence un rapport étroit entre la concentration de la forme libre plasmatique et la concentration salivaire. Le cortisol salivaire sert alors de référence pour la partie libre de l'hormone qui est la fraction active dans le plasma [33].

La salive a l'avantage d'être facilement prélevée en milieu de travail à l'aide d'un dispositif simple : les « salivettes » contiennent un coton à mâcher et un tube sec qui sont directement congelées après prélèvement. Après décongélation, la salive est centrifugée avant l'analyse permettant le dosage par technique de radio-immunologie, technique immuno-enzymatique ou par chromatographie.

Les résultats sont considérés comme représentatifs d'un épisode sécrétoire si il existe une élévation du cortisol salivaire d'au moins 2,76 nmol /l pour deux ou plusieurs prélèvements consécutifs et d'au moins 15 % par rapport à la valeur attendue [34].

On note une grande variabilité intra -individuelle du cortisol salivaire à travers les différentes journées où seules les mesures du matin montrent une bonne stabilité.

Dans le cadre de la médecine du travail, les mesures biologiques doivent être associées à d'autres approches pour évaluer un stress.

2.5.2 LES MESURES PHYSIOLOGIQUES : [32]

Les mesures de fréquence cardiaque, de tension artérielle et de rythme respiratoire sont des mesures de base dans les études de stress facilement pratiquées sur les lieux de travail.

Des mesures électro-physiologiques peuvent permettre d'objectiver un état de stress mais sont peu utilisées en situation réelles car lourdes à mettre en place et susceptibles d'interférer avec de nombreux facteurs : posture, activité physique….

2.5.3 LES QUESTIONNAIRES OU ECHELLES D'EVALUATION :

Les questionnaires et échelles d''évaluation du stress étant nombreuses, le choix se fera en fonction du type d'enquête, des objectifs et du choix des indicateurs.

Certains questionnaires permettent de mesurer le stress en évaluant la santé en général tels le Cornell medical index, le health opinion survey de Mac Millan, le General health questionary de Goldberg.

D'autres questionnaires reprennent les signes attribués au stress tel que le questionnaire du Club Européen de la Santé élaboré par Boitel et coll. comportant vingt items portant sur les manifestations psychosomatiques, il affecte une valeur prédictive positive et une valeur prédictive négative à chaque symptôme avec une valeur seuil de score de stress qui permet de diviser l'échantillon en deux groupes de sujets stressés et non de stressés [35].

Certaines échelles permettent les mesures des répercussions psychiatriques des états de stress, les plus fréquemment utilisées en médecine du travail sont les échelles de diagnostic d'anxiété et de dépression : Hamilton et Covi pour l'anxiété, Hamilton et MADRS pour la dépression.

Chaque item de ces échelles comporte un système de cotation permettant l'utilisation statistique des tests [36].

La mesure du stress au travail peut être réalisée par l'évaluation de l'environnement professionnel en intégrant les évènements psychosociaux personnels et professionnels qui sont répertoriés dans des listes préétablies et sont exprimés sous forme de score événementiel dont certains ont un rôle précipitant ou déclenchant vis à vis du stress. L'échelle de Holmes et Rahe à 43 items en est un exemple [37] [38].

D'autres questionnaires sont plus précis et plus pointus en ce qui concerne les facteurs psychosociaux en milieu du travail et qui sont classés en facteurs intrinsèques et facteurs extrinsèques du travail. Ces facteurs sont regroupés dans des listes descriptives dont quelques-unes sont générales et d'autres sont plus adaptées à la diversité des situations de travail aux particularités à explorer.

Chapitre trois : LE CONCEPT DU *BURN OUT* :

3.1 HISTORIQUE :

Le syndrome d'épuisement professionnel, ou *burn out*, a été décrit dans les années soixante-dix comme une forme particulière de réaction au stress chronique dans le cadre des professions d'aide, dont les infirmières, les travailleurs sociaux et les médecins. [20] [39] Initialement, on pensait que le *burn out* ne survenait que chez des individus entrés dans un métier d'aide avec un niveau élevé d'idéal, de motivation et d'implication.

3.1.1 Freudenberger (1974) " Première description du burn out" :

Freundenberger (1974) fut le premier à décrire le phénomène de burnout. Le modèle explicatif proposé par Freundenberger suggère que les exigences et les pressions professionnelles placées sur les ressources personnelles d'un individu finissent par le conduire à un important état de frustration et de fatigue. L'individu s'épuise alors en essayant de répondre à certaines obligations imposées soit par son entourage soit par lui-même. [20]

Par ailleurs, le model avancé par Freundenberger (1977) insiste sur le fait que les organismes professionnels semblent jouer un rôle prépondérant dans la création de situations susceptibles de mener à l'état de burnout telle que la réduction excessive de personnel qui, à long terme, mène à une baisse inévitable des ressources et de l'énergie du personnel. [40]

3.1.2 Autres conceptions initiales du burn out :

D'autres modèles descriptifs et explicatifs du burnout ont suivi celui de Freundenberger tel que:

Le Model d'Aliénation (Berkeley Planning Associates, 1977) selon lequel l'engagement d'un employé envers son travail tend à s'amenuiser au fur et à mesure où le contexte professionnel dans lequel il se trouve semble lui offrir de moins en moins de soutien et d'aide pour accomplir les tâches qui lui ont été confiées. [41]

Le Model de Crise de Compétence (Cherniss, 1980 ; Meier, 1983) explique comment les employés jeunes et nouveaux dans un travail donné et dont les attentes professionnelles sont importantes risquent de faire l'expérience du burnout suite à un manque de reconnaissance et de récompenses pour un travail bien fait. Cette absence de reconnaissance a pour conséquence une diminution de la confiance que l'individu a en lui et en ses capacités professionnelles. Cité par [25]

Le model d' Edelwich et Brodsky (1980) dans ce model le phénomène du burnout comporte quatre stades bien définis .[42] [43]

Au cours du premier stade, l'employé fait l'expérience d'un fort **Enthousiasme** se traduisant par une tendance à se rendre disponible de façon excessive et d'avoir des attentes irréalistes concernant son travail.

Dans le second stade, l'employé développe un sens de **Stagnation** dans lequel ses attentes professionnelles deviennent plus réalistes et un certain mécontentement personnel commence à faire surface (la sensation que le travail ne peut pas compenser pour ce qui fait défaut dans la vie de l'individu.)

Au cours du troisième stade, un sentiment de ***Frustration*** apparaît, les difficultés professionnelles semblent se multiplier, l'individu commence à remettre en question ses compétences, il s'ennuie, devient intolérant, est moins à l'écoute des autres et tente de faire face à ces situations en les fuyant et en évitant ses collègues.

Finalement, l'employé en arrive au stade de l'***Apathie*** caractérisé par un état de dépression et d'indifférence en réponse aux frustrations répétitives auxquelles il se trouve confronté. Ce quatrième stade représente l'essence même du phénomène de burnout.

3.1.3 Maslach : [43] [44] [45]

Parmi les modèles décrivant les effets du burnout, le modèle «Attributional/environmental »

(Maslach et Jackson, 1982) s'est nettement démarqué des autres en devenant une référence pour la recherche sur le phénomène de burnout.

Dans ce modèle, dont les points forts proviennent de ses excellentes bases théoriques et empiriques, le burnout est défini comme un processus multidimensionnel comprenant trois composantes principales.

Dans un premier temps, le burnout se traduit par un état d'*Épuisement Émotionnel :* caractérisé par une absence quasi-totale d'énergie. À ce stade, l'individu sent que ses réserves d'énergie sont complètement épuisées et qu'il n'est plus capable d'apporter son assistance à autrui sous quelle que forme que ce soit. Ce manque d'énergie est d'autant plus fort que l'individu pense qu'il n'a aucun moyen à sa disposition pour « recharger ses batteries. » La seule pensée d'avoir à affronter une nouvelle journée au travail dans ces conditions lui est insupportable. Cette composante d'épuisement émotionnel représente la dimension stress du burnout.

Le deuxième stade du burnout se traduit par un état de *dépersonnalisation* : caractérisé par une attitude négative et détachée de la part de l'employé envers ses clients, patients ou collègues qui finissent par être traités tels des objets. Ce détachement excessif est souvent accompagné d'une perte d'idéalisme. La composante de dépersonnalisation correspond à la dimension interpersonnelle du phénomène de burnout.

Finalement, le troisième et dernier stade du burnout comprend *une diminution du sens de l'accomplissement et de la réalisation de soi*. À ce stade, l'individu va porter un regard particulièrement négatif et dévalorisant sur la plupart de ses accomplissements personnels et professionnels. [25] [18]

Dans le cadre du burnout, la perte de confiance en soi résultant de ce type d'attitude a été associée à des états dépressifs importants et à une incapacité à faire face aux obligations professionnelles.

Cette forte sensation d'être inefficace peut aboutir à long terme sur un verdict d'échec que l'individu s'impose à lui-même et dont les conséquences peuvent être particulièrement graves tant pour l'employé que pour l'organisme professionnel dans lequel il travaille.

La composante de diminution du sens d'accomplissement représente la dimension d'auto- évaluation du burnout.

Maslach a suggéré que le stade d'épuisement *émotionnel* est atteint en premier au fur et à mesure que les obligations professionnelles deviennent plus fortes et plus lourdes épuisant ainsi les ressources personnelles et l'énergie de l'individu.

L'état de *dépersonnalisation* sert alors de mécanisme de défense permettant à l'employé de se distancer psychologiquement de ses clients ou patients dans le but de se protéger des effets négatifs de l'épuisement émotionnel dont il est victime.

Pour finir, l'individu passe au stade de *diminution du sens d'accomplissement* au cours duquel il prend conscience du décalage existant entre son attitude et ses comportements actuels et les attentes qu'il pouvait avoir en débutant sa carrière et les contributions positives qu'il aurait pu faire aussi bien pour lui-même que pour son entreprise ou organisme professionnel (Cordes et Dougherty, 1993).

De façon à faciliter la recherche empirique sur le phénomène du burnout, Dr Maslach a développé une échelle de mesure basée sur ce modèle théorique appelé le Maslach Burnout Inventory (MBI) (Maslach et Jackson, 1981). [46]

Le MBI est actuellement la seule échelle existante pouvant mesurer de façon quantitative les trois stades du burnout décrit par Maslach et est à présent reconnu comme l'outil de référence utilisé pour les études portant sur le burnout (Maslach et Jackson, 1981, 1986 ; Maslach *et coll.*1996).[47] [48]

3.2 DÉFINITION :

Burn out syndrome, du verbe anglais *to burn out*, peut signifier : échouer, s'user, devenir épuisé devant une demande trop importante d'énergie, de force, de ressources. Il évoque une combustion totale, la réduction en cendres d'un objet entièrement consumé dont toute la matière aurait disparu. [49]

En français, le terme de *syndrome d'épuisement professionnel* est retenu, d'autres sont également rencontrés comme *usure professionnelle* ou *usure au travail*.

Kaloshi, de *Kalo* signifiant mort et *shi* (par) la fatigue au travail, le mot japonais donne une dimension encore plus violente au syndrome.

En effet, des formes mortelles de burn out ont été mises en évidence au Japon et ont été appelées « kaloshi ou la mort par excès de travail ». Il désigne une usure pouvant aboutir à la mort de l'individu, un mal frappant des individus qui peuvent décéder dans les quinze jours suivant un épisode de stress important.

Il survient chez des sujets normaux, indemnes de toute pathologie psychologique antérieure.

L'installation est progressive et due à de nombreux facteurs de stress professionnels. Les facteurs en cause sont multiples, variés, physiques et émotionnels. Ils sont étroitement liés aux conditions de travail. [50] [51]

3.3 LES CARACTÉRISTIQUES DE CE SYNDROME :

- ➢ il fait suite à un phénomène long et évolutif. L'épuisement professionnel intervient après des expositions à des stress prolongés, répétés, et de longue durée. Les périodes d'exposition peuvent aller de un à cinq ans. C'est une réponse à un stress

chronique.
- ➢ il touche plus particulièrement des personnes engagées dans une relation d'aide. [18] [11]
- ➢ il se traduit par un épuisement émotionnel physique et psychique puis par une déshumanisation de la relation à l'autre avec une baisse du sentiment d'accomplissement personnel professionnel.
- ➢ il s'agit de troubles progressivement acquis.

3.4 PERSONNES ET PROFESSIONNELS EXPOSÉS : [52]

Toute personne engagée au quotidien dans une relation d'aide avec autrui et soumise à un stress professionnel chronique est susceptible un jour d'être atteinte du syndrome d'épuisement professionnel.

Certaines personnes sont plus « à risque » que d'autres :

- personnes ayant des idéaux de performance et de réussite,
- personnes liant l'estime de soi à leurs performances professionnelles,
- personnes sans autre centre d'intérêt que leur travail,
- personnes se réfugiant dans leur travail et fuyant les autres aspects de leur vie ;

Sont ainsi concernés [18] [11] :

- ➢ le personnel soignant dans son ensemble et en particulier les infirmières, [53] [54] [55] [56] [57]
- ➢ les enseignants, [58]
- ➢ le personnel de police [58].et pénitentiaire,

> mais aussi les « aidants naturels » qui sont des membres de la famille, des personnes proches, des amis ou des voisins qui fournissent un soutien ou des soins à la personne malade ou dépendante.[59]

Certaines professions sont plus « à risque » que d'autres, notamment celles :

- à fortes sollicitations mentales, émotionnelles et affectives,
- à forte responsabilité notamment vis-à-vis d'autres personnes, [60]
- où l'on cherche à atteindre des objectifs difficiles, voire impossibles,
- où il existe un fort déséquilibre entre les tâches à accomplir et les moyens mis en œuvre,
- où il existe une ambiguïté ou un conflit de rôles.

3.5 TABLEAU CLINIQUE :

Nous pouvons regrouper, selon divers aspects, l'ensemble des signes et symptômes du «burn out» en phase plus ou moins installée, soit les aspects suivants [43] [61]

Comportementaux, somatiques, émotionnels, cognitifs. [49]

Parmi les signes et symptômes comportementaux : on pourra noter chez le professionnel

> Un désintérêt de plus en plus accentué pour son travail,
> Une appréhension devant les responsabilités professionnelles

- ➢ Avec évitement, retards, absences subites et non planifiées.
- ➢ Des signes évidents de relâchement vestimentaire et hygiénique,
- ➢ Un manque de professionnalisme gênant,
- ➢ Des signes d'abus de médicaments ou d'alcool.

Parmi les symptômes somatiques, le sujet en voie d'épuisement présentera :

- ➢ Des signes de fatigue,
- ➢ De tension chronique,
- ➢ Des douleurs variables,
- ➢ Des troubles du sommeil (chacune des phases du sommeil peut être affectée).

Aussi, selon ses prédispositions particulières, il pourra présenter des signes et symptômes affectant l'un ou plusieurs des sous-systèmes neuro-végétatifs, tels le système cardiovasculaire, le système digestif, le système génito-urinaire, le système cutané, etc.

Parmi les signes et symptômes de la sphère émotionnelle-affective, le professionnel pourra présenter :

- ➢ De l'irritabilité,
- ➢ Des sautes d'humeur,
- ➢ De la tristesse allant même jusqu'au désespoir, avec des idées suicidaires,
- ➢ De l'apathie et un profond sentiment d'insatisfaction et de douleur morale.
- ➢ L'affect pourra aussi prendre des colorations de méfiance, de

distanciation interpersonnelle, de cynisme

Le professionnel pourra aussi exprimer son profond sentiment de frustration en blâmant les autres, l'administration, le système.

Ses proches et sa famille n'échapperont pas non plus à cet appauvrissement affectif : les relations avec le conjoint ou les amis intimes deviennent difficiles, tendues, insatisfaisantes.

Ce n'est plus comme avant, la relation se détériore et le conjoint passe aussi par ses phases de désillusionnement devant le partenaire qui s'isole, qui est de moins en moins présent et qui devient moins aimant et moins aimable.

Cette situation pourra facilement conduire à une séparation ou un divorce, si les mesures appropriées ne sont pas prises à temps.

Enfin, parmi les signes et symptômes cognitifs, le professionnel en voie d'épuisement présentera :

- ➢ Des troubles d'attention,
- ➢ De concentration,
- ➢ De mémoire
- ➢ De jugement : son fonctionnement mental est globalement diminué, ce qui se répercute directement sur son rendement professionnel.

De façon plus particulière, le professionnel qui vit cet état, en vient à se dévaloriser lui-même au point qu'il craint d'être plus nuisible qu'utile pour certains clients.

Franceschi et al. Ont pu repérer les facteurs de risque de

développement d'un *burn out*

Cité par [62] un âge de moins de 40 ans ;

- ➤ une expérience inférieure à dix ans ;
- ➤ une obligation d'exercice en psycho gériatrie ;
- ➤ un excès de formations ;
- ➤ plus d'arrêts maladie ;
- ➤ plus de dépressions.

Ces mêmes auteurs ont également repéré les moyens de défense les plus couramment utilisés :

- ➤ l'absentéisme ;
- ➤ la fuite en avant (recours aux formations) ;
- ➤ l'enkystement dans la routine ;
- ➤ le repli ou l'hyperactivité ;
- ➤ l'agressivité ;
- ➤ les troubles psychosomatiques.

Les exigences et/ou les stresseurs associés à l'activité professionnelle font partie des antécédents responsables du développement du burnout professionnel. Ces stresseurs professionnels peuvent être présents à différents niveaux et en corrélation les uns avec les autres. Cooper (1983) a décrit six stresseurs professionnels majeurs [25]

- ➤ les facteurs associés à un travail spécifique tels que les dangers encourus par l'exercice d'une activité donnée, la satisfaction au travail et la surcharge de travail ;
- ➤ le rôle tenu par un individu en particulier dans l'organisme professionnel et les problèmes qui peuvent en découler tels que les ambiguïtés, les conflits et les jalousies générés par l'exercice

de ce rôle ;
- les plans de carrière et les procédures qui l'accompagnent telles que les promotions et la sécurité de l'emploi ;
- les relations au travail y compris le soutien émotionnel et social apporté par les collègues ou les supérieurs hiérarchiques ;
- la structure et la flexibilité de l'organisation dans son ensemble, y compris la participation aux prises de décision ;
- les pressions et tensions présentes dans la vie de famille dues au stress dans le travail. Ces facteurs peuvent se présenter seuls ou s'accumuler de façon à accroître les risques de stress.

Cordes et Dougherty (1993) ont regroupé les antécédents du burnout professionnels en trois grandes catégories :
- les caractéristiques présentées par un travail en particulier et un rôle professionnel donné ;
- les caractéristiques de l'organisme professionnel dans son ensemble [63]
- les caractéristiques individuelles.

Tout d'abord, les caractéristiques associées au travail et au rôle professionnel mettent en valeur l'importance de l'interaction entre clients et pourvoyeurs. En effet, plus ces interactions sont directes, fréquentes, de longue durée ou répétitives plus elles semblent contribuer au développement du burnout professionnel.

Une étude de Maslach (1978) démontre que le personnel médical a plus de chance que les professionnels travaillant dans d'autres secteurs de faire l'expérience d'un stress émotionnel important causé par leur interaction constante avec des personnes malades ou ayant des problèmes car ces situations sont en général lourdement chargées en émotions.

De plus, les employés se plaignent souvent de ne pas être récompensés ou reconnus pour leurs efforts. [18] [25]

La deuxième catégorie d'antécédents décrit par Cordes et Dougherty (1993) expose les caractéristiques d'ordre organisationnel contribuant au développement du burnout professionnel.

Ces facteurs spécifiques à l'organisation professionnelle vont entre autre décider du fonctionnement du système de récompenses, dans quelle mesure ces récompenses seront directement liées à la qualité des performances et la façon dont elles seront réparties parmi des employés. De par ces actions, les employés vont pouvoir juger de la loyauté et de l'équité de leur employeur à leur égard.

Le troisième groupe d'antécédents rapporté par Cordes et Dougherty concerne les caractéristiques individuelles et met l'accent sur certains problèmes tels que le décalage pouvant exister entre les attentes professionnelles d'un individu et la réalité même du travail et du contexte professionnel dans lequel il se trouve.

Les études dans ce domaine ont enregistré des niveaux de burnout professionnel beaucoup plus élevés chez les employés plus jeunes et inexpérimentés en comparaison avec les employés d'âge plus mûr et ayant acquis une bonne expérience dans leur profession (Bennett *et coll.*, 1991) [18] [25]

3.6 ETATS LIMITES DU BURN OUT : [64] [18]
3.6.1 Burn out et stress

Lorsque nous parlons de burn out, nous faisons souvent

référence au stress, ces deux notions étant difficilement séparables.

Dans de nombreuses définitions, le burn out est considéré comme une réponse à un stress chronique [11]. Mais quel est leur rapport ? Y a-t-il continuité entre ces deux phénomènes ou faudrait-il au contraire les distinguer ?

Les points communs :

Souvent, les mêmes causes sont retrouvées pour le burn out et le stress et dans les deux cas, la tension ressentie par un individu résulte des exigences d'une situation et de l'incapacité d'y répondre.

Les différences :

Le burn out se réfère au travail, tandis que le stress désigne la tension ressentie à n'importe quel moment de la vie. Cependant, dans le domaine du travail, le burn out ne se limite pas seulement à la tension ressentie, qui est corrélée au stress (épuisement émotionnel), mais prend également en considération les relations interpersonnelles et l'autoévaluation du travail. Il dépasse donc la notion de stress.

De plus, le stress peut être ressenti devant une situation aiguë, tandis que le burn out résulte d'une exposition à un stress chronique et ne s'installe que progressivement (1 à 5 ans).

3.6.2 Burn out et dépression

Au cours du burn out, des sentiments dépressifs peuvent exister. Plus le burn out est élevé, plus il y a risque de survenue d'une dépression. Par ailleurs, une personne dépressive en souffre plus souvent qu'une personne non dépressive ou qu'une personne ayant eu un épisode de dépression par le passé.

Le burn out et la dépression partagent surtout l'épuisement émotionnel.

Cependant, au cours du burn out, les sentiments dépressifs se limitent souvent au secteur professionnel. Ce n'est que lorsque le burn out est très sévère qu'il peut avoir des répercussions sur la vie privée et prendre la forme d'une véritable dépression. [29]

3.6.3 Burn out et anxiété

Comme dans le cas de la dépression, le burn out peut faire le lit d'un véritable trouble anxieux. Mais il est plus un processus qu'une maladie et ne correspond pas à une pathologie psychiatrique.

Dans le cadre des réactions à un stress chronique que présente le burn out, des sujets différents vont ou non développer une anxiété en fonction de leur capacité à s'adapter aux contraintes qu'ils subissent.

3.6.4 Burn out et neurasthénie

En 1868, le neurologue américain George Beard décrit un nouveau phénomène de société qu'il appelle neurasthénie. Il considère qu'elle est un désordre neurologique dû au stress de la civilisation moderne.

En effet, elle atteint surtout ceux qui travaillent pendant de longues heures sans repos et elle est plus fréquente dans les classes aisées. Elle se caractérise par une multitude de symptômes non spécifiques qui peuvent être d'ordre psychique et somatique.

Cette description initiale ressemble au burn out sauf que le burn out n'est pas un désordre neurologique.

Cependant, le concept de neurasthénie a changé au cours de l'histoire. Bientôt elle ne fera plus partie du domaine de la neurologie mais de celui de la psychiatrie. Elle se retrouve aujourd'hui dans les classifications psychiatriques.

Dans la classification CIM10 par exemple, elle figure parmi les troubles somato formes (F45) ou parmi autres troubles névrotiques sous le nom de syndrome de fatigue (F48).

Aujourd'hui, elle se distingue donc essentiellement du burn out par le fait de correspondre à un diagnostic psychiatrique et de ne pas être reliée au travail.

3.6.5 Burn out et insatisfaction au travail

D'après Bedard et Duquette, l'insatisfaction est une expérience négative vécue par l'individu et liée au travail. La perte du sentiment d'accomplissement dans le travail en est une manifestation. Cependant, l'insatisfaction au travail exclue l'épuisement émotionnel et la dépersonnalisation de la relation d'aide.

3.6.6 Burn out, somatisation et maladie psychosomatique

Un individu atteint de burn out peut aussi bien présenter des symptômes d'ordre psychique que des troubles somatiques fonctionnels (somatisation) ou lésionnels (maladie psychosomatique).

Ces signes peuvent traduire notre volonté et notre difficulté d'exister.

Mais rappelons qu'ils ne sont pas spécifiques du burn out.

3.7 LES ÉCHELLES DE MESURE DU BURN-OUT
3.7.1 Maslach burn-out Inventory (M.B.I.) : présentation et utilisation

C'est en 1980 que MASLACH publie l'échelle obtenue pour mesurer ce qu'elle appelle désormais un « syndrome spécifique ». [48] [65]

Elle a retenu quatre composantes : critères d'épuisement émotionnel, de déshumanisation, d'accomplissement personnel et d'engagement au travail, avec une série de 47 items qui ont été validés par méthode statistique d'analyse factorielle. [18] Les analyses statistiques ont montré que l' épuisement émotionnel et la déshumanisation ont été validés séparément mais corrélés entre eux. L'accomplissement personnel est validé de manière indépendante. L'engagement au travail n'a pas été retenu dans la forme finale de l'échelle. Pour finir, l'échelle définitive comprend 22 items : sa fiabilité et sa validité sont statistiquement reconnues. ». [48] [65] [18]

Il existe une traduction francophone qui a été présentée par FONTAINE (1985).Par rapport aux autres instruments de mesure il a la particularité d'évaluer la dépersonnalisation de la relation à autrui. Il s'agit d'un questionnaire d'autoévaluation.

Les items relèvent d'une auto-évaluation sous forme d'expression de sentiments ou d'attitudes personnels dans le travail, par exemple : «

Je me sens très énergique » ou « je me sens à bout à la fin d'une journée ».

La personne doit évaluer ces items dans deux dimensions :

- ➢ une dimension de fréquence cotée de 0 à 6 (de jamais à chaque jour) ;
- ➢ une dimension d'intensité cotée de 1 à 7 (de très peu à énormément).

Trois sous-groupes sont en fait présents dans l'échelle :

- ➢ La sous échelle d'épuisement émotionnel (EE – 9 items – score de 0 à 54) mesure le sentiment d'épuisement émotionnel et physique lié au travail.
- ➢ La sous échelle de dépersonnalisation (DP – 5 items – score de 0 à 30) évalue le négativisme et le détachement d'un employé envers ses clients.
- ➢ La sous échelle sentiment d'accomplissement personnel (AP – 8 items – score de 0 à 48) mesure l'appréciation subjective des compétences et de l'accomplissement personnel dans son travail.

Ainsi, on obtient plusieurs scores en additionnant chaque réponse aux différents sous-groupes d'items.

Un tableau d'interprétation des scores obtenus est donné par les auteurs et propose des niveaux bas, moyen ou élevé de « burn-out ».

Tableau I : Seuils du MBI - Population générale.

	Risque faible(0)	Risque moyen(1)	Risque fort(2)
Score EE	≤ 16	17-26	≥ 27
Score DP	≤ 6	7-12	≥ 13
Score AP	≥ 39	32-38	≤ 31

Chaque dimension a son propre score, rappelons que la présence simultanée des trois dimensions n'est pas nécessaire pour parler de burn out.

Des niveaux élevés d'épuisement émotionnel et de dépersonnalisation associés à un faible niveau d'accomplissement personnel correspondent à un risque élevé d'épuisement professionnel

Il a été vérifié que le « burn-out » ne correspond pas seulement à une insatisfaction au travail. De même, le syndrome ne serait pas influencé par la recherche de « désirabilité sociale ».

Par contre, il est corrélé significativement à :
- ➢ l'intention de quitter son travail,
- ➢ la diminution du contact avec autrui,
- ➢ l'absentéisme,
- ➢ les mauvaises relations avec l'entourage,
- ➢ un recours excessif aux médications psychotropes et à l'alcool.

Composantes des sous-échelles du Maslach Burn-out Inventory

Épuisement émotionnel

1 – Je me sens émotionnellement vidé(e) par mon travail.

2- Je me sens à bout à la fin d'une journée.

3 - Je me sens fatigué(e) lorsque je me lève le matin et que j'ai à affronter une autre journée de travail.

6 - Travailler chaque jour avec des gens, c'est vraiment un fardeau pour moi.

8 - Je me sens brûlé(e) par rapport i mon travail.

13- Je me sens frustré(e) par mon travail.

14 - Je sens que je travaille trop fort à mon emploi.

16 - Travailler directement avec des gens me stresse beaucoup.

20 - Je me sens au bout du rouleau.

Dépersonnalisation

5 - Je sens que je traite plusieurs patients de manière impersonnelle, comme s'ils étaient des objets.

10- Je suis devenu(e) plus insensible aux gens depuis que j'ai cet emploi.

11 - Je crains que ce travail ne m'endurcisse émotionnellement.

22 - Je sens que les patients me blâment pour leurs problèmes.

15 - Je ne fais pas vraiment attention à ce qu'il arrive à plusieurs de mes patients.

Accomplissement personnel

4- Je peux comprendre facilement ce que mes patients ressentent.

7 - Je résous avec efficacité les problèmes de mes patients.

9- Je crée une influence positive sur les gens que je côtoie à mon travail.

12- Je me sens très énergique.

17 - Je peux facilement créer une atmosphère détendue avec mes patients.

18 - Je me sens épanoui(e) lorsque j'ai travaillé étroitement avec mes patients.

19 - J'ai accompli plusieurs choses utiles dans ce travail.

21 - Dans mon travail, je traite les problèmes émotionnels très calmement.

Interprétation des résultats du MBI :

Les réponses sont exprimées sur une échelle de fréquence discontinue (échelle de Likert en 7 points de 0 (jamais) à 6 (chaque jour).). [43] Chaque item est côté :

0 si la réponse à la question n'est « jamais »,

1 si « quelques fois par année, au moins »,

2 si« une fois par mois, au moins »,

3 si« quelquefois par mois»,

4 si «une fois par semaine»,

5 si « quelques fois par semaine »

6 si « chaque jour »

3.7.2 Le Tedium Measure et sa comparaison au M.B.I :

Le « Tedium » a été défini par PINES comme un épuisement physique, émotionnel et mental avec négation de soi-même, de son environnement professionnel et familial.

L'échelle proposée comporte 21 items d'autoévaluation, concernant la fréquence d'un sentiment éprouvé. Un seul score est obtenu par additions puis soustractions.

La comparaison entre le M.B.I. et le Tedium Measure effectuée par Stout et Williams (1983) conclut que le T.M. est un instrument simple à utiliser et qu'il est fiable et valable.

Le M.B.I. serait mieux approprié pour des données plus fines, plus dynamiques (dimension de fréquence).

En bref, ils mesurent bien le même phénomène mais de façon différente et ne sont donc pas interchangeables.

Composantes du Tedium Measure (traduction par Boljyoucas dans l'ouvrage de Pines, Aronson et Kafry) cité par [18]

En vous servant de l'échelle d'évaluation ci-dessous, indiquez la fréquence à laquelle vous vous sentez :

Jamais	une ou deux fois	rarement	parfois	souvent	généralement	toujours
1	2	3	4	5	6	7

1- fatigué.

2 - déprimé.

3 - satisfait de votre journée.

4- physiquement exténué.

5 - exténué au niveau émotif.

6 - heureux.

7- « à plat ».

8- épuisé moralement.

9- malheureux.

10 - abattu.

11- pris au piège.

12- inutile.

13 - ennuyé.

14- troublé.

15- déçu ou dépité par les autres.

16- faible et impuissant.

17 - désespéré.

18- rejeté.

19 - optimiste.

20 - énergique.

21 - anxieux.

Ajouter : 1+2+4+5+7+8+9+10+11+12+13+14+15+16+17+18+21=A

Puis : 3+6+19+20=B

Faire : 32-B=C

Ajouter : A+C= D

Diviser D par 21 = Tedium Score (T.S)

TS= 1 « Euphorie » fort improbable

TS=2 ou 3 Pas de problème particulier

TS=3 ou 4 Réexaminer sa vie, son travail, évaluer les priorités et envisager certains changements.

TS>4 Il existe un Burn-out (ou Tedium) pour lequel une intervention est nécessaire.

Il est bien évident qu'une échelle de mesure quantitative permet d'observer un phénomène à un temps donné et que cette approche est sans doute peu satisfaisante.

Il est important de garder à l'esprit les limites d'un tel outil.

3.7.3 Autres instruments d'évaluation du burn out :

D'autres instruments d'évaluation du burn out ont été élaborés dans le cadre de recherches ponctuelles, comme par exemple :

1. le burn out questionnaire de Freudenberger et Richelson,

2. le S-MBM de Shirom-Melamed,

3. le Staff burn out scale for health professionnals de Jones,

4. le Cherniss Burnout Measure de Burke et Deszca,

5. l'Emener-Luck Burnout Scale d'Emener, Luck et Gohs,

6. le Job Burnout Inventory de Ford, Murphy et Edwards,

7. le Matthews Burnout Scale for Employees de Matthews,

8. le Meier Burnout Assessment de Meier,

9. le Teacher Burnout Scale de Seidman et Zager. Ces instruments évaluent principalement l'état physique et psychique d'un individu et ont une validité statistique limitée. [64]

3.8 IMPLICATIONS DU MODÈLE D'INTERACTION ENTRE PERSONNE ET ENVIRONNEMENT DE TRAVAIL POUR LA PRÉVENTION DU PHÉNOMÈNE DE BURNOUT

Cette nouvelle approche proposée par Maslach et Leiter est importante car elle attire l'attention sur la relation existant entre l'individu et l'environnement professionnel dans lequel il évolue au lieu de se limiter à l'un ou l'autre exclusivement. [25]

La nature et la dynamique de l'interaction entre l'individu et son environnement a été mise en évidence dans la littérature portant sur ce sujet (French *et coll.* 1982 ; Van Ryn, 1990 ; McBride, 1983 ; Maslach et Leiter, 1997). [66] [67] [63]

Le model de Maslach et Leiter élargit ainsi la conceptualisation du stress professionnel en incluant toutes les transactions pouvant prendre place entre la personne et son environnement de travail, dans lesquelles les besoins et les attentes de l'individu ne correspondent pas aux caractéristiques et exigences de l'environnement, produisant ainsi des niveaux de stress particulièrement élevés.

De plus, ce model fournit une alternative aux approches actuellement utilisées pour identifier les sources de burn out présent dans un contexte professionnel donné et permet ainsi la mise au point d'interventions visant à intégrer changements situationnels et individuels en même temps.

Par ailleurs l'identification de neuf domaines d'interaction entre personne et environnement de travail élargit considérablement l'éventail d'options disponibles pour la mise au point de nouvelles stratégies de prévention.

Au lieu de se focaliser, comme de par le passé, sur une seule source de stress telle que la surcharge de travail en essayant d'apprendre aux employés certaines techniques leur permettant de gérer le stress causé par la charge de travail, il serait intéressant de porter notre attention sur l'impact que peuvent avoir les autres domaines d'interaction entre personne et environnement professionnel.

La surcharge de travail est un problème que les organismes professionnels peuvent rarement éviter, mais il est cependant possible que les employés soient capables de mieux le tolérer si la valeur qu'ils assignent à leur travail est positive, qu'ils ont l'impression que leur contribution est importante ou bien qu'ils se sentent justement récompensés pour leurs efforts et appréciés à leur juste valeur.

Dans ce cas, un programme de prévention de burnout devrait mettre l'accent sur le développement des domaines de valeur perçue du travail et du système de récompense et de reconnaissance.

Afin de pouvoir identifier le plus précisément possible lesquels de ces domaines d'interactions entre personne et environnement professionnel sont positivement ou négativement corrélés au phénomène de burnout, une échelle de mesure, la Job-Person Interaction Scale (JPIS), permettant l'évaluation quantitative de chacun des neufs domaines d'interaction a été récemment créée (Guéritault-Chalvin, 2002). [68]

Cette échelle rigoureusement validée peut être utilisée en conjonction avec le Maslach Burnout Inventory (MBI) (Maslach et Jackson, 1996) qui de son côté mesure de façon quantitative le niveau de burnout présent dans un contexte professionnel donné.

Des analyses statistiques effectuées entre les sous-échelles du MBI et celles de la JPIS [69].peuvent permettre l'identification des domaines d'interaction entre personne et environnement professionnel responsables du développement du phénomène de burnout dans n'importe quel contexte organisationnel.

Ces résultats statistiques permettent ainsi aux organismes professionnels :
- ➢ d'agir sur les domaines identifiés comme étant « dangereux » en les modifiant afin de les rendre moins stressants ;
- ➢ et de développer et de renforcer ces domaines d'interaction perçus par les employés comme les protégeant contre le stress et l'émergence du burnout.

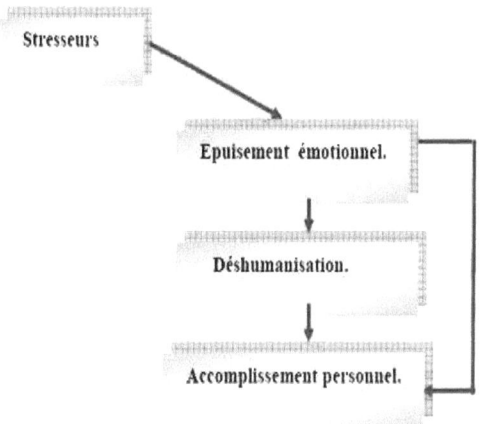

Figure 2 : Le processus de burn out d'après le modèle tridimensionnel de Maslach et Jackson

3.9 LES DOMAINES D'INTERACTION ENTRE PERSONNE ET ENVIRONNEMENT DE TRAVAIL

3.9.1 Surcharge de travail

La charge de travail est bien évidemment un élément central à n'importe quel contexte professionnel et autant elle est synonyme de productivité pour les entreprises autant elle représente une demande importante en terme de temps, d'effort et d'énergie de la part de l'individu. [25] [70] [21] [71]

De nos jours, les organisations s'efforcent d'augmenter leur productivité et pour ce faire elles vont pousser les gens bien au-delà de leurs limites en leur faisant accomplir plus en moins de temps et avec le moins de ressources possibles.

Une des conséquences directes de ces conditions de travail durables est un épuisement des réserves d'énergie de l'individu a qui l'on demande d'investir son temps et son enthousiasme de façon inconditionnelle pour aider l'organisation à être toujours plus productive, et qui va voir la qualité de son travail détériorée.

3.9.2 Contrôle

Il est primordial pour les employés de sentir qu'ils ont la possibilité de prendre part aux décisions prises à propos des tâches qui leur sont assignées et des ressources qui leur sont attribuées pour les mener à bien. Les mesures organisationnelles visant à réduire l'autonomie des employés risquent, à long terme, de diminuer l'engagement des individus vis-à-vis de leur travail. [25]

Démunis de cette sensation de contrôle, les employés peuvent avoir l'impression que leur travail ne leur donne pas l'opportunité de se réaliser et d'innover et par conséquent qu'ils ne peuvent pas s'attendre à ce que leurs attentes professionnelles et celles de leur organisation puissent être en accord.

Les employés risquent ainsi de perdre leur enthousiasme et engagement envers leur travail mettant en péril leur niveau de productivité. [72]

3.9.3 Système de récompense [25] [73]

Si les employés ne sont pas récompensés et reconnus dans leur travail, ils finissent par percevoir aussi bien leurs efforts qu'eux-mêmes comme dévalorisés. Les gens travaillent dans l'espoir d'avoir plus d'argent, de reconnaissance, de prestige et de sécurité.

Lorsque le système de récompense est déficient, les individus se retrouvent avec un niveau de vie moindre malgré le fait qu'ils travaillent plus dans des conditions plus stressantes. Mais la conséquence la plus grave d'un système de récompenses mal adapté est la perte de motivation chez les employés.

Cette absence de motivation rend le travail de moins en moins attractif et contribue grandement au développement du phénomène de burnout.

3.9.4 Soutien social et cohésion d'équipe

Les individus s'épanouissent dans un environnement où ils se sentent à l'aise et où les relations avec autrui sont basées sur le respect. Les organisations se focalisant quasiment exclusivement sur la productivité et les bénéfices tendent à fragmenter les relations entre les gens.

Cette attitude affecte l'esprit d'équipe primordial pour le bon fonctionnement de l'organisation. L'organisation dont l'engagement envers ses employés s'affaiblit court le risque de voir ses employés se détacher les uns des autres et de l'organisation dans son ensemble. [25]

Le soutien social se désintègre et les employés deviennent de plus en plus isolés physiquement et psychologiquement et la productivité diminue.

3.9.5 L'équité au travail [74]

Un environnement professionnel est considéré comme équitable lorsque trois facteurs clés y sont présents : confiance, franchise et respect. Une organisation qui encourage le respect mutuel entre ses employés va favoriser les relations entre les gens basées sur la confiance et la communication.

L'absence d'équité est non seulement apparente lors des évaluations internes et des promotions mais aussi lorsque les employés sont accusés à tort d'avoir commis certaines fautes ou quand leurs efforts et dévouement ne sont ni reconnus ni appréciés.

Le manque d'équité est aussi particulièrement évident lorsqu'il existe une forte inégalité de la charge de travail et/ou des salaires.

3.9.6 Conflits de valeurs

Selon Maslach et Leiter (1997), les « conflits de valeurs » peuvent devenir un sérieux problème lorsqu'il existe un net décalage entre les exigences d'une fonction en particulier et les valeurs et principes moraux de l'individu devant remplir cette fonction. [25] [75]

Les employés d'une organisation peuvent ressentir une frustration importante lorsque confrontés à l'incohérence pouvant exister entre la définition de mission de l'organisation et les actions entreprises pour atteindre ses buts véritables.

Les individus « pris au piège » dans ce type de contexte où la fin justifie les moyens font souvent l'expérience d'une perte de motivation et de loyauté à l'égard de l'organisation dans son ensemble.

3.9.7 Valeur perçue du travail

L'individu a un fort besoin de se réaliser et de sentiment d'accomplissement dans sa vie qui vont lui permettre d'avoir confiance en lui et de développer une bonne estime de lui.

L'employé qui ne se sent pas utile, qui a l'impression de ne servir à rien et qui a la sensation de ne pas contribuer positivement au bon fonctionnement de son organisation ou de la société dans son ensemble va se retrouver particulièrement frustré dans son désir de se réaliser. [25]

Ce type de frustration à long terme peut aboutir à un détachement prononcé de l'individu à l'égard de son travail et à une détérioration de son désir d'accomplissement.

Sa productivité va, elle aussi, faiblir menant à un sentiment d'échec et d'inefficacité caractéristique du burnout.

3.9.8 Formation [76]

Le manque de formation appropriée représente une source de stress importante pour n'importe quel employé. Un individu auquel sont confiées certaines responsabilités et qui n'a pas la formation et les connaissances nécessaires pour les mener à bien va être particulièrement stressé car il sait que des résultats précis sont attendus de lui mais il sait aussi qu'il n'a pas la capacité de produire ces résultats correctement. [25]

Les incertitudes et l'angoisse engendrées par l'absence de formation appropriée sont souvent génératrices de stress intenses pouvant contribuer au développement du phénomène de burnout.

3.9.9 Interruptions

Il s'agit là des interruptions si communes, répétées et perturbantes auxquelles l'individu est confronté dans ses tâches quotidiennes. Un coup de fil, la visite inopinée d'un collègue, l'arrivée d'un Email urgent sont autant d'interruptions incessantes dans le travail et qui représentent un facteur de déstabilisation psychologique important pour l'individu qui voit sa concentration constamment perturbée. Ce type de stress finit par user les réserves d'énergie de l'individu le mettant ainsi à risque pour développer les symptômes de burnout.

3.10 LA PRÉVENTION DU BURNOUT [77] [78] [79]

Dès l'instant où le phénomène de burnout professionnel fut reconnu comme étant un réel danger tant pour les individus que pour les organismes professionnels dans lesquels ils travaillent, la recherche n'a eu de cesse de trouver des solutions appropriées à ce problème.

La majorité des publications traitant de la prévention du burnout démontrent que jusqu'à présent, les efforts de prévention se sont principalement portés sur l'individu et non pas sur l'environnement professionnel. [25] [18] [11]

3.10.1 L'évolution des changements de l'individu

Bien que le rôle tenu par les stresseurs présents dans l'environnement professionnel ait été reconnu à maintes reprises dans de nombreuses études, la plupart des publications sur le sujet recommandent de changer l'individu car celui-ci est avant tout considéré comme étant principalement responsable de son expérience de burnout.

Cette approche très individualiste repose sur plusieurs assomptions.

Tout d'abord, la façon qu'a l'individu de réagir face aux stresseurs auxquels il est confronté au travail est sérieusement mise en cause. [80]

Le problème dans ce cas vient du fait que l'individu semble incapable de gérer la frustration causée par son inhabilité à répondre efficacement aux attentes placées sur lui par les autres ou par lui-même.

Par ailleurs, quel que soit la cause réelle du burnout, l'individu est tenu responsable de trouver un moyen de gérer la situation et le danger que représente ce stress et ses conséquences [81]

Cette approche du problème est finalement en accord avec notre culture individualiste qui tient non seulement les gens responsables pour ce qui leur arrive mais qui va aussi avoir tendance à récompenser ceux qui parviennent à surmonter les obstacles qu'ils rencontrent [82]

De plus, les individus sont tenus responsables de la façon dont ils perçoivent et gèrent les stresseurs professionnels dans la mesure où les conditions de travail d'un employé ne deviennent stressantes qu'à partir du moment où celui-ci les perçoit comme telles.

En outre, le fait qu'il existe toujours quelques individus isolés ne percevant pas leurs conditions de travail comme étant stressantes tend à renforcer la notion selon laquelle la solution au problème du burnout se trouve effectivement sous le contrôle de l'individu qui doit changer la façon dont il interprète et ressent son environnement de travail et les évènements qui s'y produisent [81].

Cette approche de prévention du stress est par de là étayée par notre culture et société enclines à récompenser et glorifier les individus capables de faire des efforts surhumains pour atteindre des objectifs totalement irréalistes. Mac Bride (1983) explique comment « le mythe le plus dangereux concernant le burnout est que celui-ci soit nécessairement associé à l'image de l'individu qui se surpasse » et que le burnout est décrit « comme le prix à payer pour la réussite, insinuant ainsi que seuls les employés consciencieux et dévoués à l'extrême et qui donnent 110 % d'eux-mêmes risquent de faire l'expérience du burnout. »

De telles valeurs encouragent les individus à être fiers de leur épuisement physique et émotionnel et de leur capacité à dépasser leurs propres limites dans la mesure où notre culture soutient la notion qu'il nous faut travailler dur pour travailler bien. Le stress fini par être rationalisé comme étant quelque chose de relativement positif et que nous pouvons être fières de notre habilité à l'endurer. [82]

Un autre facteur à prendre en compte pour expliquer la tendance actuelle à favoriser les méthodes de prévention du burnout centrées sur l'individu est le fait que les organismes professionnels à but lucratif préfèrent largement s'en remettre à ce type de stratégies qui entraînent moins de coûts immédiats que des interventions visant à changer la structure même de l'environnement professionnel.

En effet, des interventions visant à transformer certains aspects du contexte professionnel générateurs de stress représentent une menace bien plus importante de par l'engagement important qu'elles impliqueraient de la part du management ainsi que du temps et de l'argent qui devraient être investis pour mener à bien de telles interventions [83].

Ils existent deux catégories de stratégies préventives centrées sur l'individu :

> ➤ les stratégies visant à modifier la relation entretenue par l'individu avec son travail (changement des habitudes de travail ; utilisation du soutien social disponible au travail et en dehors du travail ; développement de techniques de gestion du stress ;

> les stratégies visant à améliorer les ressources personnelles de l'individu afin de le rendre plus résistant aux effets néfastes du stress présent au travail (adoption d'un style de vie plus décontracté et psychothérapie)

3.10.1.1 MODIFIER LA RELATION ENTRETENUE PAR L'INDIVIDU AVEC SON TRAVAIL

Changer les habitudes de travail

Dans ce cas l'individu est tenu de savoir reconnaître les signes avant-coureurs du burnout et de réagir à temps en ralentissant le rythme de travail.

Homer (1985) condamne les bourreaux de travail et insiste sur les dangers d'un tempérament perfectionniste qui mène le plus souvent à la peur de l'échec et à l'incapacité de se détendre, de déléguer et de demander de l'aide lorsque le besoin s'en fait ressentir. Lyall (1989) souligne par ailleurs l'importance pour l'individu d'apprendre à reconnaître ses limites émotionnelles et physiques et de les respecter en travaillant moins dès que les premiers signes de stress apparaissent.[82]

Soutien social

La littérature sur le stress démontre invariablement que le soutien social représente l'un des moyens les plus efficaces pour prévenir le phénomène de burnout.

Le soutien social consiste non seulement du soutien apporté par la famille et les amis d'un individu, mais aussi par le contexte professionnel dans lequel il se trouve par le biais de ses collègues et de ses supérieurs (MacBride, 1983 ;Maslach, 1982.)

Les réunions de groupe où l'opportunité d'extérioriser les angoisses et le stress est donnée, surtout dans les professions médicales, permettent aux employés de gérer avec plus de compétence et de compassion les problèmes de leurs patients tout en réduisant la tension émotionnelle associée à ces professions [84].

Développement des techniques de gestion du stress

Le but de ces techniques est de réduire l'impact des stresseurs non pas en tentant de les faire disparaître mais en changeant la façon dont l'individu les perçoit et les évalue.

Les recommandations allant dans ce sens insistent sur l'importance d'offrir aux employés une bonne compréhension de ce qu'est le stress tout en fournissant un large éventail de techniques permettant la gestion efficace de ce stress [79]

Une de ces recommandations porte sur l'utilisation de techniques de gestion de stress autorisant l'extériorisation des conflits émotionnels qui permet la diminution des tensions internes et externes ainsi que d'identifier les sources de frustration et de détresse émotionnelle [25] [85].

3.10.1.2 STRATÉGIES VISANT À AMÉLIORER LES RESSOURCES PERSONNELLES DE L'INDIVIDU [25]

Adoption d'un style de vie plus décontracté

Les recommandations des experts dans ce cas soulignent l'importance de trouver le moyen de garder son calme et le contrôle de soi en toutes circonstances.

Ce but peut être atteint par la pratique du sport, les passe-temps favoris, une vie sociale active, la méditation ou toute autre technique du même type [79] [80]

3.10.2 Psychothérapie

Le but de cette approche préventive est d'encourager les individus à avoir une meilleure connaissance d'eux-mêmes, de leur personnalité, de leurs désirs profonds et de leurs motivations.

Cette recherche personnelle est censée assister les personnes concernées à mieux comprendre les raisons pour lesquelles ils sont vulnérables au stress tout en les aidant à trouver le moyen d'aborder leur vie professionnelle en minimisant les risques de burnout. [85] [82] [86].

3.11 BURN OUT ET PERSPECTIVE D'INDEMNISATION :

Les manifestations et les conséquences du syndrome d'épuisement professionnel, à l'instar de toutes les manifestations pathologiques liées au stress, ne figurent pas parmi les risques professionnels indemnisables au titre des maladies professionnelles en Algérie. En effet, la réparation est limitée aux affections figurant sur les tableaux de maladies professionnelles, fixées par voie réglementaire et limitées au nombre de 85(Loi 83 - 13 du 2 janvier 1983 relative aux accidents du travail et aux maladies professionnelles). Cette situation est commune à plusieurs pays, aucun pays à notre connaissance n'a repris les maladies imputables au stress dans sa liste officielle des maladies professionnelles. Mais les pays disposant d'un système mixte de reconnaissance (tableaux de maladies professionnelles plus une reconnaissance supplémentaire sur avis d'un comité d'experts qui reconnaît l'origine professionnelle de l'affection en question), offrent une possibilité d'indemnisation pour une maladie non répertoriée s'il est possible d'établir un lien de cause à effet entre le travail et le trouble mental.

Compte tenu des disparités entre les systèmes de réparation, le seul moyen d'obtenir la reconnaissance du stress imputable à des facteurs psychosociaux, dans certains pays, consiste à faire appel à des tribunaux (exemple de la Grande Bretagne, de l'Italie et de l'Irlande) ou à introduire une demande d'indemnisation pour invalidité auprès de l'organisme de la sécurité sociale (Pays-Bas) [78].

Actuellement, les efforts semblent porter plutôt sur la promotion de la recherche et de prévention des troubles psychosociaux que sur leur réparation médico-légale.

ETUDE PRATIQUE

Chapitre 1 : OBJECTIFS

L'objectif principal de notre étude est d'évaluer la prévalence du stress en milieu professionnel par analyse du concept de l'épuisement professionnel dans le secteur tertiaire de la ville de Sidi Bel Abbès ;

Les objectifs secondaires consistent à :

- ➢ identifier les facteurs associés au risque de burn out ;

- ➢ Proposer une prise en charge aux personnes dont les réponses suggèrent l'existence d'un risque important ;

- ➢ Apporter aux chefs d'institution des éléments de réflexion pour l'élaboration de plans d'actions de prévention du risque d'épuisement professionnel ;

- ➢ Décrire un profil épidémiologique et professionnel du stress en milieu de travail.

Chapitre 2 : SUJETS ET METHODES

2.1 Population de l'étude :

La population de l'étude est constituée par les salariés titulaires et travaillants, régulièrement dans différents établissements du secteur tertiaire conventionnés et pris en charge par le service de médecine du travail du CHU, situés au niveau de la ville de Sidi Bel Abbès. Cette population est formée de 753 salariés qui appartiennent aux institutions suivantes:

- Les assurances : CNR, CNAS, CNAC, CIAR, CASNOS, CAAT, SAA.
- Les banques : BADR, BDL, NATIXIS, BNA, CPA, CNEP, BEA, BA.
- Les télécommunications: LA POSTE, ACTEL, MOBILIS, NEDJMA, DJEZZY.
- Autres : ANEM, ANSEJ, TRESOR, DAIRA, DOMAINES, DM, INSPECTION DU TRAVAIL, KCA.

Population d'enquête : Il s'agit d'un échantillon aléatoire dont la taille nécessaire est calculée à partir d'une prévalence de 5,8% selon une enquête française [79]. Le nombre de sujets est calculé à partir de la formule :

$$N = \frac{\varepsilon^2}{i^2} pq$$

N > ou égale 437 salariés

Le nombre inclus est de 560 afin de remédier à d'éventuelle non réponse.

2.1.1 Critères d'inclusion :

Nous avons inclus dans l'étude tous les salariés du secteur tertiaire pris en charge par le service de médecine du travail CHU de Sidi Bel Abbès appartenant aux institutions définies ci-dessus et répondants aux critères suivants :

- ➢ ayant donné leur accord de participation à l'étude.
- ➢ Ayant un contact avec le public.
- ➢ Ayant une ancienneté d'au moins une année dans la fonction. [66]

2.1.2 Critères d'exclusion :

Sont exclus de l'étude :
- ➢ Les employés en congé de longue durée pour maladie (3mois et plus), en congé de maternité, en formation ou en congé sabbatique.
- ➢ Les employés ayant quitté leur poste au moment de notre enquête : démission, mutation et départ en retraite.
- ➢ Les employés souffrants d'une pathologie psychiatrique franche.

2.2 Définition du cas :

Un cas de burnout est défini par les critères suivants :
- ✤ Tout individu impliqué professionnellement auprès d'autrui au

moment de l'étude.
- Une augmentation des dimensions suivantes: épuisement émotionnel, dépersonnalisation (cynisme) ou réduction de l'accomplissement personnel.
- Ayant un score global supérieur ou égal à 5 lui-même calculé à partir des 3 composantes du Burn-out décrites dans la définition des variables incluses.

2.3 Investigation technique :

Il s'agit d'une auto-évaluation par le salarié sous forme d'expression de sentiments ou d'attitudes personnelles dans le travail, dans les différents domaines qui évaluent le Burn-out [48] [65]. Le MBI est un instrument simple à utiliser, fiable et valable, mieux approprié pour des données plus fines et plus dynamiques.

2.4 Type d'enquête :

Il s'agit d'une étude descriptive de type transversal et analytique, réalisée sur des salariés appartenant à des institutions publiques et privées du secteur tertiaire de la daïra de Sidi Bel Abbès sur une période d'une année, de Janvier 2010 à Janvier 2011.

2.5 Le recueil des données :

L'équipe chargée du recueil des données est composée de quatre médecins du travail.

Le support de l'enquête est un auto-questionnaire anonyme comprenant deux parties :
- La première partie correspond à un recueil des données sociodémographiques

> La deuxième partie de l'auto-questionnaire correspond aux deux instruments présentés ci-dessous.

2.5.1 L'inventaire d'épuisement professionnel de Maslach(MBI)

L'inventaire d'épuisement professionnel de Maslach (MBI) est un inventaire de 22items dont les réponses se mesurent avec une échelle de Likert en 7 points de 0(jamais) à 6(chaque jour).La sous échelle d'épuisement émotionnel (EE- 9items- score de 0 à 54) mesure le sentiment d'épuisement émotionnel et physique lié au travail.

La sous échelle de dépersonnalisation (DP-5items- score de 0 à 30) évalue le négativisme et le détachement d'un employé envers ses clients. La sous échelle sentiment d'accomplissement personnel (AP – 8 items- score de 0 à 48) mesure l'appréciation subjective des compétences et de l'accomplissement personnel dans son travail.

Nous utilisons ici la version française de l'échelle de mesure du risque d'épuisement professionnel adaptée à toutes les activités professionnelles : MBI « General Survey » 1999. [87] [48] [65]

Les seuils établis par Maslach permettent de qualifier chacun des trois axes du syndrome d'épuisement professionnel en niveau de risque faible(0), moyen (1) ou élevé (2). Des niveaux élevés d'épuisement émotionnel et de dépersonnalisation associés à un faible niveau d'accomplissement personnel correspondent à un risque élevé d'épuisement professionnel (risque global de 6).Bien que cet instrument ne soit pas un outil diagnostique, on peut considérer que ce niveau de risque élevé défini par Maslach correspond déjà à un état pathologique.

2.5.2 L'échelle du Vécu Professionnel par l'Individu (EVPI) [69]

L'échelle du vécu professionnel par l'individu (EVPI) est composée de 35 items avec des réponses codées selon une échelle de Likert en 5points de 1 (pas du tout d'accord) à 5 (tout à fait d'accord). Les scores vont de 35à 175.

L'EVPI quantifie l'interaction de l'individu avec ses multiples « stresseurs » qui peuvent le conduire à un niveau de stress très élevé jusqu'à atteindre le « syndrome d'épuisement professionnel » au moyen de six sous échelles distinctes :

- ➢ Charge de travail et imprévisibilité (10 items - score de 10 à 50) ;
- ➢ Contrôle (3 items- score de 3 à 15) ;
- ➢ Récompenses, reconnaissance et équité au travail (5 items- score de 5à 25) ;
- ➢ Support social (7 items – score de 7 à 35) ;
- ➢ Conflits de valeurs et valeur perçue du travail (7items- score de 7à 35) ;
- ➢ Formation (3items- score de 3 à 15).

Cette échelle est la version française adaptée et validée de la « Job Person Interaction Scale »(JPIS)

La JPIS a été développée par Violaine Guéritault(2002), Docteur en psychologie diplômée de l'université d'Atlanta (Etats-Unis), cette échelle permet d'identifier le plus précisément possible lesquels des domaines d'interactions entre personne et environnement professionnel sont positivement ou négativement corrélés au phénomène du burnout, elle permet aussi l'évaluation quantitative de chacun des neufs domaines d'interaction.

Cette échelle rigoureusement validée peut être utilisée en conjonction avec le Maslach Burnout Inventory (MBI) (Maslach et Jackson, 1996) qui de son côté mesure de façon quantitative le niveau de burnout présent dans un contexte professionnel donné.

Des analyses statistiques effectuées entre les sous-échelles du MBI et celles de la JPIS peuvent permettre l'identification des domaines d'interaction entre personne et environnement professionnel responsables du développement du phénomène de burnout dans n'importe quel contexte organisationnel.

Ces résultats statistiques permettent ainsi aux organismes professionnels :

> ➢ D'agir sur les domaines identifiés comme étant « dangereux » en les modifiant afin de les rendre moins stressants ;
> ➢ De développer et de renforcer ces domaines d'interaction perçus par les employés comme les protégeant contre le stress et l'émergence du burnout [25]

2.6 Déroulement de l'enquête :

Un entretien avec les différents chefs d'établissement était nécessaire afin d'expliquer les objectifs de l'enquête et d'obtenir leurs adhésions.

Le questionnaire utilisé étant d'abord testé sur le terrain auprès de quelques salariés (vingt).Il porte un numéro d'anonymat relevant l'établissement, et le numéro attribué au salarié assurant ainsi la confidentialité des données.

2.7 Définition des variables incluses :

Au total 27 variables réelles sont incluses dans l'étude. Les tableaux N° II, III, IV résument leurs caractéristiques ainsi que celles des références.

Parmi elles, 3 variables dépendantes et 1 autre variable dépendante englobant les trois

- 9 variables sociodémographiques
- 12 variables professionnelles
- 06 variables (stresseurs)

Les comparaisons ont porté sur 27 variables indépendantes et 1 variable dépendante

Le choix des seuils de normalité des différents scores, dépend de la variable et de la bibliographie internationale.

2.7.1 Définition des Variables dépendantes (Burn-out) :
Tableau II : Composantes du Burn-out incluses

Variable dépendante	Type de variable	Transformation qualitative	Variable de référence
Epuisement émotionnel	Quantitative	< 17 : Faible 17-26 : Moyen > 26 : Fort	< 17 faible
Dépersonnalisation	Quantitative	< 7 : Faible 7-12 : Moyen >12 : Fort	< 7 faible
Accomplissement personnel	Quantitative	39 et plus : Faible 32-38 : Moyen 31 et moins : Fort	39 et plus (faible)
Score global	Quantitative 0 à 6	< 5 5 et+	< 5

2.7.2-Définition des variables sociodémographiques :
Tableau III : Variables socio-démographiques incluses

N°	Variables sociodémographiques	Type de variable	Transformation Qualitative	Variable de référence
1.	Age	numérique	20-29 ans 30-39 ans 40-49 ans 50-60 ans	20-29 ans
2.	Sexe	qualitative	Femme Homme	Femme
3.	Niveau d'études	qualitative	BAC + Supérieur S/BAC ou bac	BAC +
4.	Statut marital	qualitative	Célibataire Marié Divorcé	Marié
5.	Nombre d'enfants	numérique	> 4 < 4	< 4
6.	Personnes à charge	numérique	> 7 < 7	<7
7.	Tabagisme	qualitative	Oui Non	Non
8.	Loisirs	qualitative	Oui Non	Non
9.	Traitement médicamenteux	qualitative	-non -Pour dormir -Pour calmer la douleur -Pour affection cardiovasculaire -Pour affection digestive -pour autres	Non

2.7.3-Définition des variables professionnelles :

Tableau IV : variables professionnelles incluses

N⁰	Variable professionnelle	Type de variable	Transformation qualitative	Variable de référence
10.	Secteur d'activité	qualitative	assurance autres poste banque	Assurance
11.	Poste occupé (3groupes)	qualitative	Groupe1 Groupe2 Groupe3	Groupe1
12.	Catégorie professionnelle	qualitative	cadre maitrise exécution	Cadre
13.	Mode de travail	qualitative	complet partiel	Complet
14.	Management	qualitative	Non Oui	Oui
15.	Contact avec le public	qualitative	Contact faible Contact Moyen Contact fort	Contact faible
16.	Ancienneté dans la fonction	numérique	<10ans 10-20ans >=21ans	<10ans
17.	Ancienneté dans l'établissement	numérique	< 10 10-19 20-29 30 et+	< 10ans
18.	Heures hebdomadaires	numérique	<40 40 >40	<40
19.	Temps de transport	Qualitative Initiale	< 30 30-59 60-89 90ET+	< 30
20.	Pénibilité du transport	qualitative	nulle faible notable très importante	Nulle
21.	Autre activité	Qualitative	Non Oui	Non

2.7.4 Définition des variables Stresseurs :

Tableau V : Définition des variables stresseurs

N°	Stresseurs	Type de variable	Transformation qualitative	Variable de référence
22.	Conflits de valeur et valeur perçue	Quantitative	≥ 21 favorable < 21 défavorable	≥ 21 favorable
23.	Formation	Quantitative	≥ 9 favorable < 9 défavorable	≥ 9 favorable
24.	Support social	Quantitative	≥ 21 favorable < 21 défavorable	≥ 21 favorable
25.	Récompense reconnaissance-Equité	Quantitative	≥ 15 favorable < 15 défavorable	≥ 15 favorable
26.	Contrôle	Quantitative	≥ 9 favorable < 9 défavorable	≥ 9 favorable
27.	Charge de travail et imprévisibilité	Quantitative	≥ 30 favorable < 30 défavorable	≥ 30 favorable

2.8 Analyse statistique :

Les analyses statistiques ont été réalisées par le logiciel SPSS version 11.5, après vérification manuelle de 10 % des questionnaires.

Les tests utilisés sont bilatéraux avec un seuil de significativité fixé à 0,05. Les résultats sont exprimés sous forme de moyenne ± déviation standard (pour les variables quantitatives) ou de pourcentage (pour les variables qualitatives).

Les analyses descriptives porteront sur l'échantillon total et sur l'échantillon des hommes et des femmes.

La détermination des facteurs associés au Burn-out sera faite par une analyse comparative entre les cas et les témoins constitués à postériori par les salariés ayant un Burn-out inférieur à 5 dans le score global.

A cet effet des tests statistiques sont réalisés parmi eux les tests de chi-carré le test de comparaison de deux moyennes, et le test de corrélation R, ainsi que les Odds ratio et leurs intervalle de confiance. Le risque d'erreur choisi est 0,05.

Afin d'affiner les analyses et de permettre des conclusions, une analyse multivariée utilisant la régression logistique binaire dont le détail sera connu lors de son exécution.

2.9 Plan d'analyse :

L'exposé de notre travail suivra le plan suivant. Une grande partie sera réservée à la description afin de bien définir et d'expliciter le phénomène de Burn-out. Les critères de choix des tableaux, des graphes et des résumés sont guidés par l'objectif principal de la médecine du travail qui consiste à détecter et à lutter contre les facteurs de risque des pathologies en milieu de travail.

I. Données descriptives épidémiologiques et professionnelles

   A. Description de la population entière (560 employés)
   - Caractéristiques socio-démographiques
   - Caractéristiques professionnelles
   - Niveau d'exposition de la population aux différents stresseurs
   - Description des trois composantes du Burn-out

   B. Prévalence du Burn-out et de ses composantes

   C. Particularités au sein de strates spécifiques : sexe et statut

marital
- ➤ Particularités de la population selon le sexe
- ➤ Particularités selon le statut marital :
- D. Description des cas de Burn-out (≥ 5)
- E. Conclusion de l'étude descriptive

II. Facteurs associés à l'augmentation du risque de Burn-out
  A. Population entière
  - ➤ Facteurs associés au Burn-out chez la population globale : analyse univariée.
  - ➤ Facteurs associes au Burn-out chez la population globale : analyse multivariée.
  B. Population spécifique : sexe, état matrimonial.
  - ➤ Facteurs associés chez les hommes.
  - ➤ Analyse univariée.
  - ➤ Analyse multivariée.
  - ➤ Facteurs associés chez la population féminine.
  - ➤ Analyse univariée.
  - ➤ Analyse multivariée.
  - ➤ Facteurs associés chez les mariés.
  - ➤ Facteurs associés chez les célibataires.

III. Conclusion sur les facteurs associes a l'augmentation du Burn-out :

IV. Impact de l'élimination des actions correctrices sur la diminution du risque

Chapitre 3 : RESULTATS

Ce Chapitre rend compte des différents résultats de cette enquête auprès des employés du secteur tertiaire de la daïra de Sidi Bel Abbés, résultats dont le plan d'analyse statistique est précédemment présenté dans le chapitre matériel et méthodes, obtenus à partir de données recueillies à l'aide d'un auto-questionnaire. Nous procédons d'abord à une analyse descriptive des 560 employés, détaillée en raison du caractère nouveau de l'objet de ce travail, puis nous abordons l'étude des facteurs expliquant l'augmentation du risque de Burn-out.

3.1 TAUX DE PARTICIPATION :

Sur les 753 questionnaires envoyés, 593 salariés ont répondu, soit un taux de réponse de 78,75 %, parmi les répondants 33 questionnaires n'ont pas été exploités par manque de données, soit 560 salariés inclus dans l'étude.

La répartition des non réponses parmi les 753 est la suivante :

- 33 (4,38%) questionnaires n'ont pas été exploités par manque de données.
- 43 (5,7%) salariés ont été absents lors de notre passage et n'ont pas pu participer à l'enquête.
- 100 (13,2%) ont été remis aux employés mais ils les ont égarés.
- 17 (2,25 %) salariés ont refusé d'y répondre, sans qu'il ait été possible d'en apprécier toujours le motif.

On peut supposer que ce personnel, malgré la participation de leurs collègues d'équipe, est resté sur la défensive soit :

- par refus d'une certaine introspection par rapport à leur souffrance,

- par manque d'intérêt,

- par crainte que les réponses ne leur soient préjudiciables,
- ou enfin parce qu'ils éprouvent une perte d'illusion et/ou un certain cynisme faisant partie d'un épuisement professionnel.

3.2 DONNEES DESCRIPTIVES EPIDEMIOLOGIQUES ET PROFESSIONNELLES

3.2.1 *DESCRIPTION DE LA POPULATION ENTIERE*
(560 employés)

3.2.1.1 CARACTÉRISTIQUES SOCIO-DEMOGRAPHIQUES

a- Sexe : L'échantillon de l'étude est composé de 47.5% hommes et de 52.5 % femmes. Le sexe ratio est de 0,9.

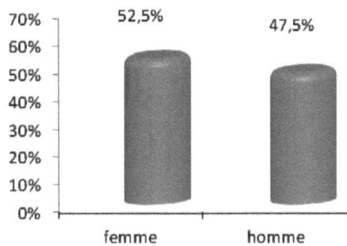

Figure 3 : **Distribution des salariés selon le sexe.**

b- Age : L'âge des salariés est compris entre 20 et 60 ans.

Moyenne = 38,4 ans ± 8,3 ans

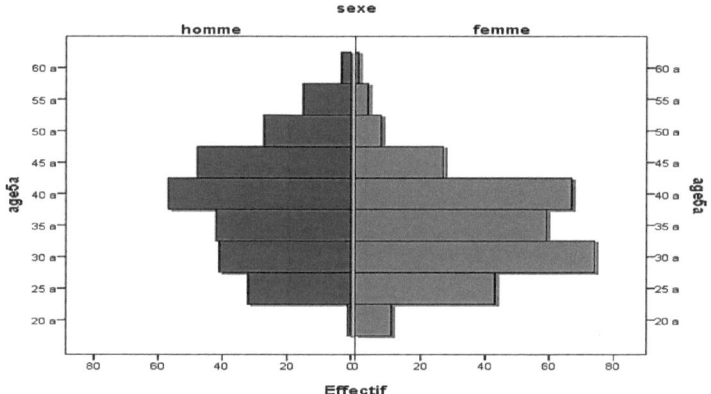

Figure 4 : Distribution de l'âge chez les 560 salariés de l'étude.

La majorité de l'effectif (73.75 %) a entre 30 et 50 ans.

La distribution d'âge reflète la démographie du pays (plus de jeunes que de vieux)

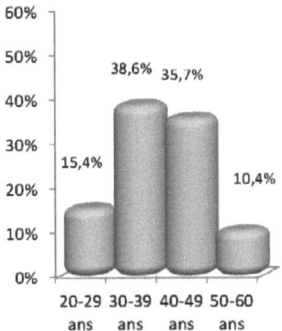

Figure 5 : Distribution des salariés selon la classe d'âge

c- Statut marital :

Nous observons que plus de deux tiers (68.57%) de l'échantillon sont mariés.

Ratio marital = 2,8   411 mariés sur 149 célibataires.

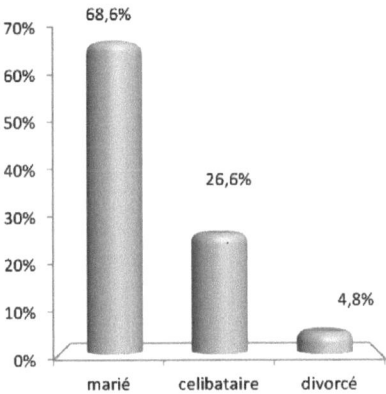

Figure 6 : Distribution des salariés selon le statut marital.

d- Nombre d'enfants et de personnes à charge :

Parmi les 411 salariés mariés plus de la moitié (54,8 %) ont entre deux à trois enfants, presque un salarié sur cinq d'entre eux a quatre enfants et plus.

- **Nombre d'enfants chez les employés mariés**

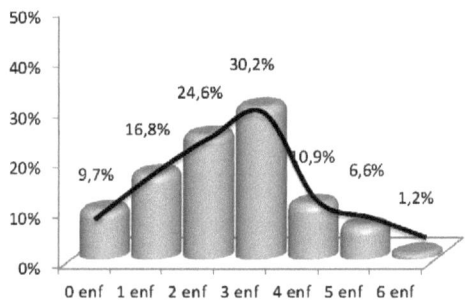

Figure 7 : Distribution du nombre d'enfants chez les salariés mariés.

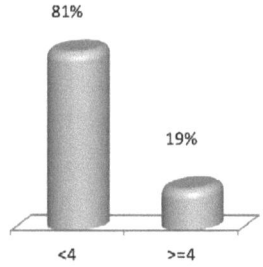

Figure 8 : Distribution du nombre d'enfants chez les salariés mariés (< ou >4)

(**Moyenne** = 2,4 ± 1,4)

- **Nombre de personnes à charge chez les 560 employés**

Plus des deux tiers (73,7%) des employés enquêtés prennent en charge des personnes en plus de leurs enfants (des mariés). 37,5% parmi eux s'occupent de trois à quatre personnes.

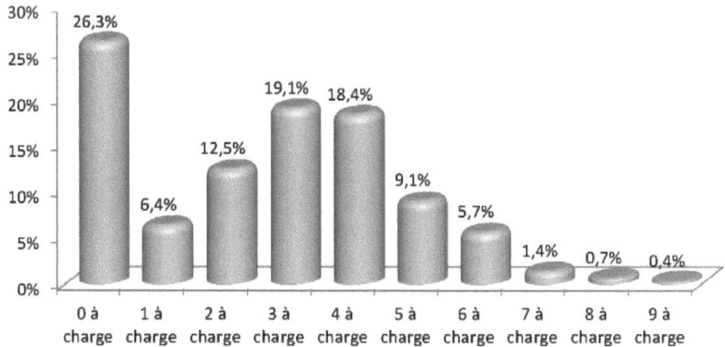

Figure 9 : Distribution des salariés selon le nombre de personnes à charge.560 salariés.

- **Nombre de personnes à charge chez les mariés**

Le graphe suivant montre que 90% des employés mariés ont une à neuf personnes à leur charge. la moitié (47,2%) des employés mariés (N=411) s'occupe de trois à quatre personnes.

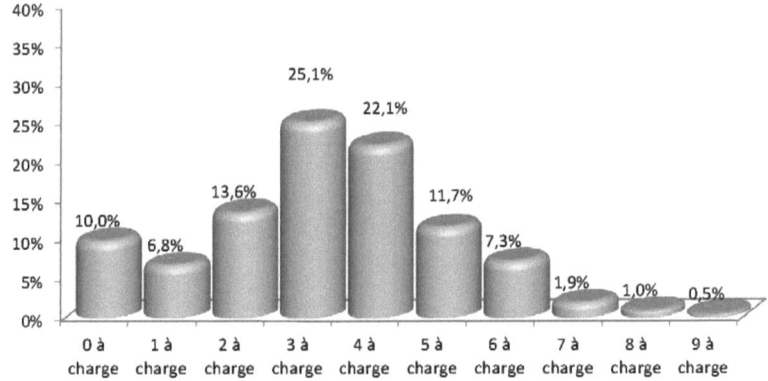

Figure 10 : Distribution des personnes à charge chez les 411 salariés mariés

- **Nombre de personnes à charge chez les célibataires**

Le graphe suivant illustre que 1/3 (29%) des employés célibataires ont des personnes à leur charge.

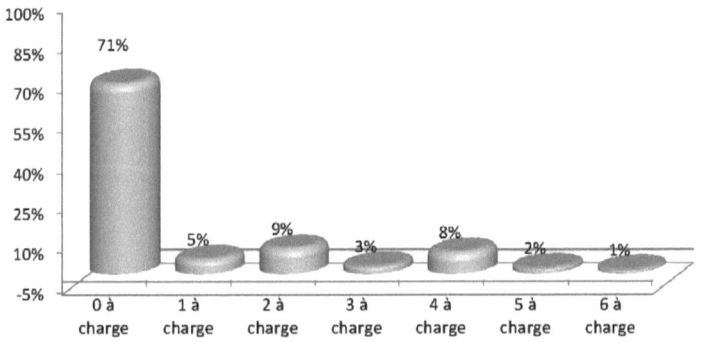

Figure 11 : Distribution des personnes à charge dans 149 salariés célibataires.

Ainsi 90% des mariés ont au moins une personne à charge, cette proportion n'est que de 29% chez les célibataires, évoquant un impact hypothétique de la charge sociale extra-professionnelle dans le développement du Burn-out.

e- Le niveau d'études :

Le niveau d'instruction du secteur tertiaire dans nos entreprises est encore moyen :
67% des employés n'ont pas fait d'études supérieures, 43% n'ont pas le bac

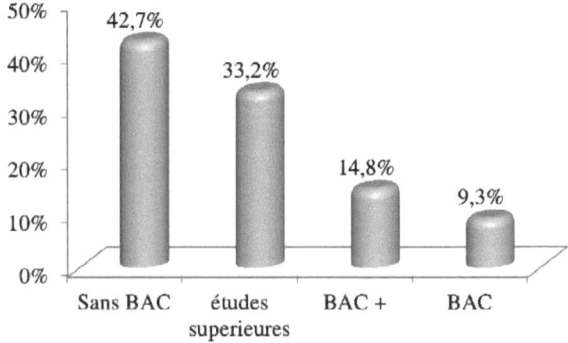

Figure 12 : Distribution des salariés selon le niveau d'études

f- La prise médicamenteuse :

Plus d'un tiers (32,5%) des employés déclarent prendre des médicaments de façon régulière durant les trois derniers mois.

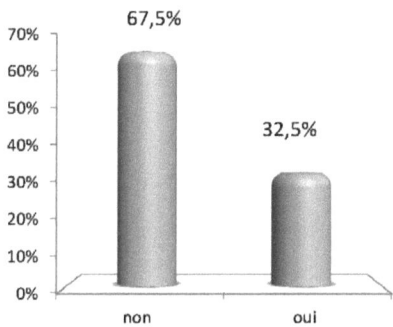

Figure 13 : Distribution des salariés selon la prise médicamenteuse.

Sous réserve de la nature des drogues utilisées la prise médicamenteuse peut être un indicateur d'une souffrance psychique.

Presque la moitié (45,1%) des travailleurs notent qu'ils prennent régulièrement des antalgiques pour calmer leur douleur. La nature de cette douleur et les motifs pour lesquels, elle est traitée fera l'objet d'une autre étude de dépistage.

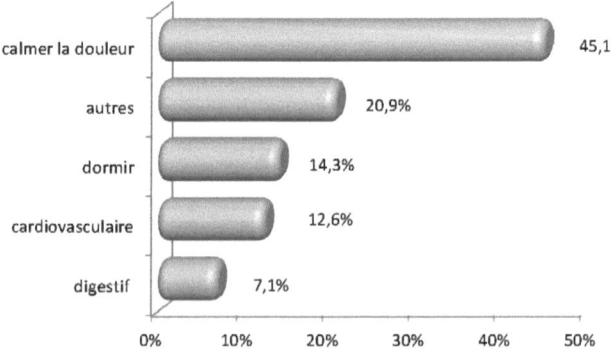

Figure 14 : Distribution des salariés selon le motif de prise de médicaments

g- *Activités en dehors du travail, loisirs, consommation de tabac et d'alcool :*

➤ Activité en dehors du travail :

La majorité de l'échantillon n'a aucune occupation en dehors de leur travail rémunéré.

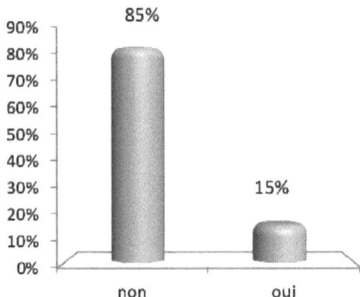

Figure 15 : Distribution selon la présence d'activités pécuniaires en dehors du travail.

➤ Loisirs :

Le graphe suivant montre plus des deux tiers (72%) des employés sont oisifs.

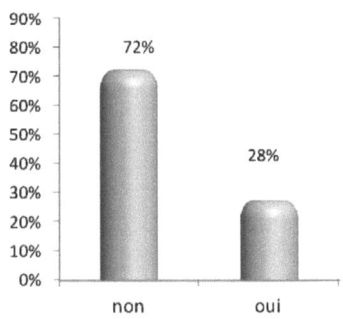

Figure16 : Distribution selon les loisirs

- **Tabagisme** : La prévalence du tabagisme homme est de 35%.

- **Consommation de boissons alcoolisées :** la prévalence de l'alcoolisme est de 1,4 %.

3.2.1.2 CARACTÉRISTIQUES PROFESSIONNELLES

a. Secteur d'activité :

60% des sujets de la population d'étude sont constitués de salariés des assurances et des banques.

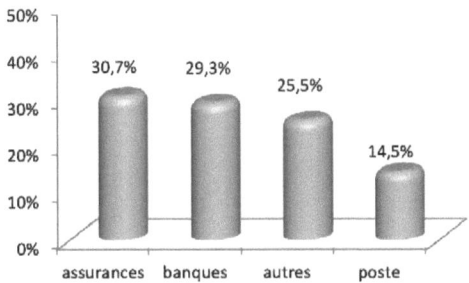

Figure 17 : Distribution des salariés selon le secteur d'activité

b. Catégorie professionnelle :

Plus de la moitié (53,9%) appartiennent à la catégorie maitrise et plus d'un tiers (33.6%) sont des chargés d'exécution.
Les cadres représentent 12,5%, les deux catégories maitrise et exécution représentent 87,5%.

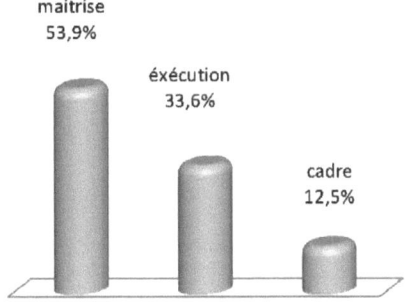

Figure 18 : Distribution des salariés selon la catégorie professionnelle

c. La position de management :

A noter que 16.42 % des salariés occupent une position de management.

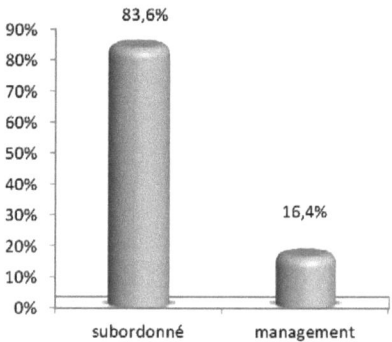

Figure19 : Distribution des salariés selon la position de management

d. Poste occupé :

Presque le quart de la population occupe le poste d'agent administratif, 15% sont des chargés de clientèle et 13% sont des chefs de service

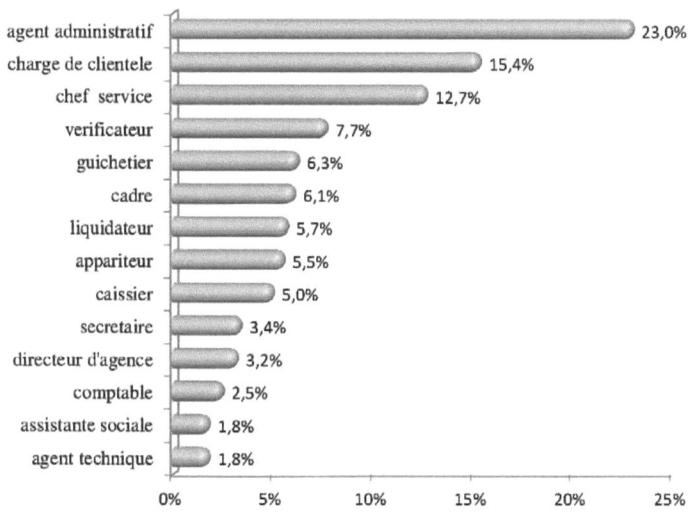

Figure 20 : Distribution des salariées selon le poste occupé

e. *Groupe de Poste occupé :*

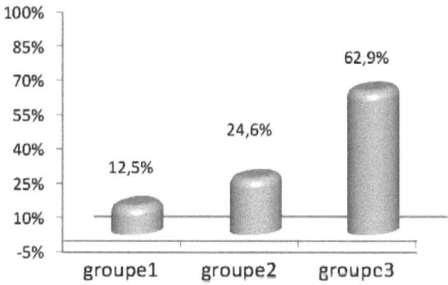

Figure 21 : Distribution des postes occupés classés en groupe

Groupe 1 : agent technique, liquidateur, directeur d'agence, assistante sociale
Groupe 2 : secrétaire, chef service, comptable, cadre

Groupe 3 : caissier, guichetier, charge de clientèle, appariteur, vérificateur, agent administratif.

f. Distribution selon le contact avec le public :

La figure suivante montre que plus des deux tiers des employés ont un contact fort avec le public

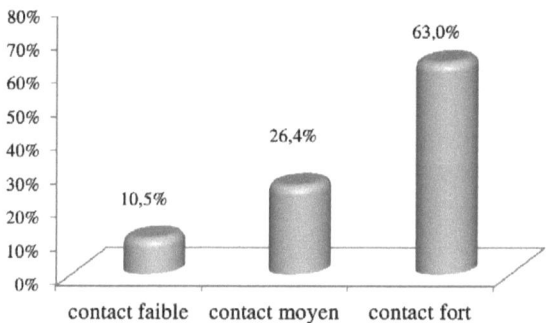

Figure 22 : **Distribution des salariés selon l'intensité du contact avec le public**

g. Ancienneté à l'établissement :

Plus d'un salarié sur 3 (38 %) a une ancienneté de moins de 10 ans à l'établissement.

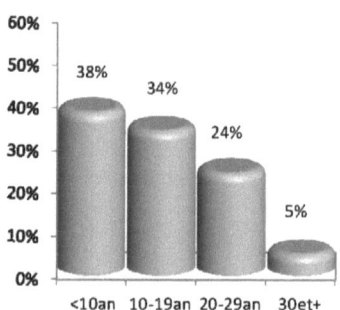

Figure 23 : Répartition des salariés selon la classe d'ancienneté à l'établissement

h. Ancienneté dans la fonction actuelle :

La moitié des employés ont une ancienneté de moins de 10 ans dans leur fonction actuelle

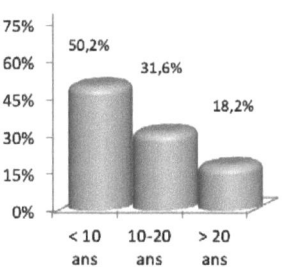

Figure 24 : Répartition des salariés selon la classe d'ancienneté dans la fonction actuelle.

i. Temps de travail :

La répartition selon le temps de travail montre que la quasi-totalité de notre échantillon (96.7 %) s'occupe à plein temps.

Les deux figures suivantes montrent que plus des deux tiers de l'échantillon étudié ont une charge horaire de quarante heures.

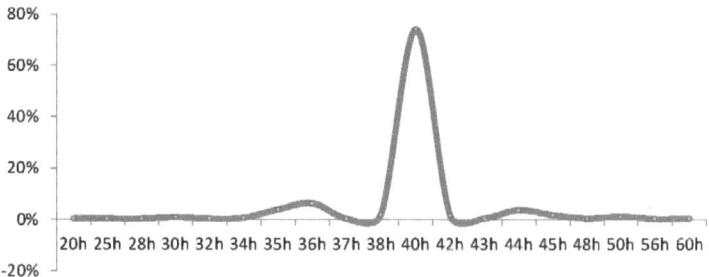

Figure 25 : Distribution des salariés selon les heures hebdomadaires.

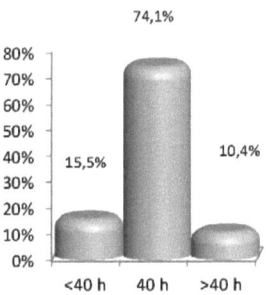

Figure 26 : Distribution des heures hebdomadaires en classe

j. Temps de transport :

La durée de transport vers le lieu de travail varie entre moins de 30 min. (47,32%) à plus de 1 heure 30 min (4,5%)

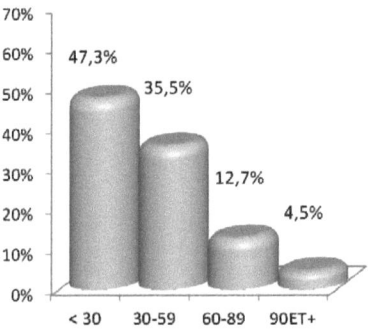

Figure 27: Distribution des salariés selon le temps de transport

k. La pénibilité du transport :

Plus des deux tiers jugent que la pénibilité de leur transport varie de faible à notable et 14% jugent le transport très pénible.

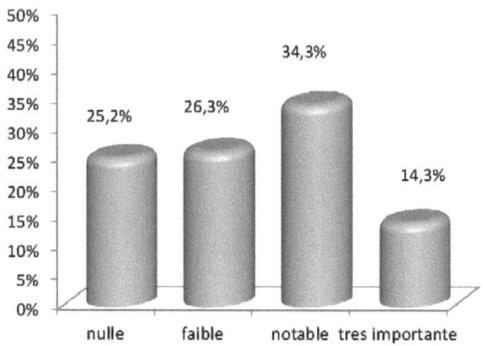

Figure 28: Distribution des salariés selon la pénibilité du transport

l. Mode de travail complet ou partiel :

Le temps partiel représente 4% du mode de travail.

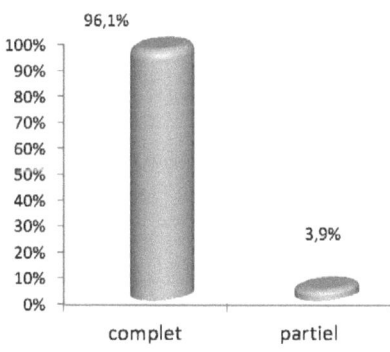

Figure 29: Distribution des salariés selon le Mode de travail

3.2.1.3 NIVEAU D'EXPOSITION DE LA POPULATION AUX DIFFERENTS STRESSEURS

Tableau VI : Echelle du vécu professionnel par l'individu (moyenne et écart type)

Stresseurs	IC
Charge de travail et imprévisibilité	27,5 ± 6,7
Récompenses, reconnaissance et équité	14,6 ± 4,7
Contrôle	9,6 ± 2,9
Formation	11,4 ± 2,9
Conflits de valeur et valeur perçue	26,9 ± 4,9
Support social	26,4 ± 4,4

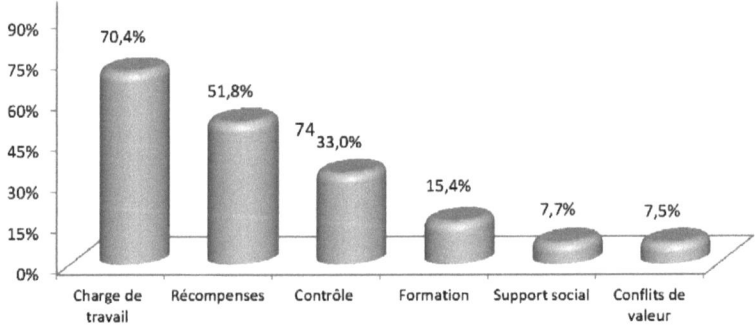

Figure 30: Distribution de la fréquence des stresseurs (défavorables) chez les 560 employés

La distribution des expositions aux différents stresseurs, montre que la population du secteur tertiaire de notre étude soufre d'une véritable situation stressante : 70% des employés estiment que les taches effectuées dépassent leurs potentiels productifs, plus de la moitié (52%) jugent que leur travail n'est pas assez reconnu ni récompensé avec un manque d'équité au travail.

3.1.2.4 DESCRIPTION DES TROIS COMPOSANTES DU BURN-OUT

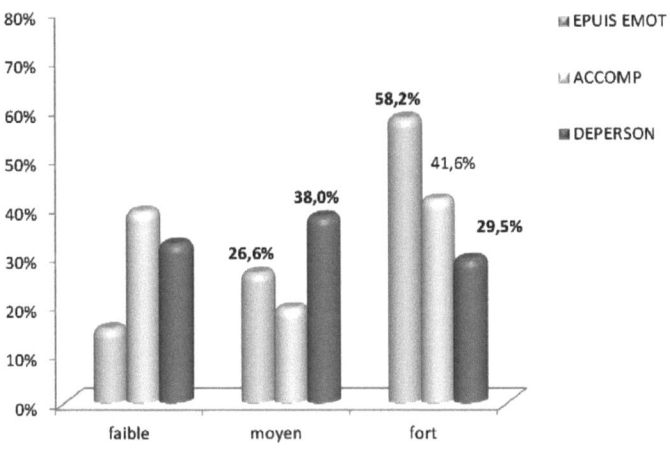

Figure 31 : Distribution en score qualitatif des 3 composantes du Burn-out chez les 560 employés

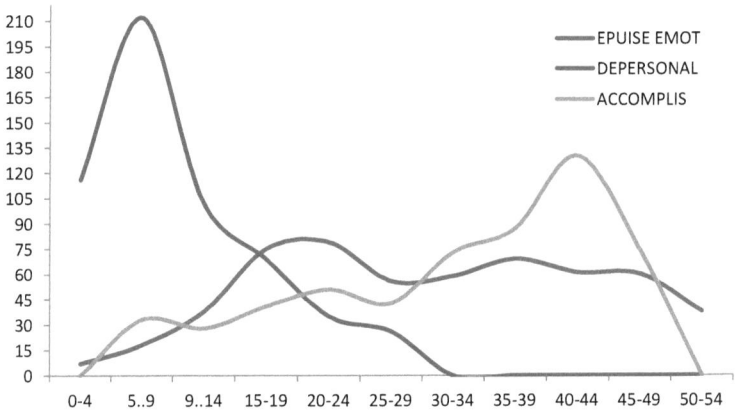

Figure 32: Distribution en classe des 3 composantes du Burn-out
    Score élevé pour l'épuisement émotionnel et
    accomplissement,
    Les Distributions sont dissymétriques

Les trois composantes prises isolement ne permettent pas de donner la vraie estimation du Burn-out, c'est le score global fourni par l'addition et l'assemblage des scores des 3 composantes qui traduit le mieux la réalité psychique de l'épuisement professionnel vécu par les employés. Voir graphe 32, et 34 ci-dessous.

- **INTERVALLE DE CONFIANCE COMPOSANTS DU BURN-OUT**

Epuisement émotionnel ;   IC = 30,3 ± 13
Dépersonnalisation ;   IC = 10,0 ± 6,8
Accomplissement personnel ;   IC = 32,0 ± 11,7

3.2.2 PREVALENCE DU BURN-OUT ET DE SES COMPOSANTES

Dans notre étude nous avons identifié 132 employés atteints de Burn-out soit une prévalence de 23,6%.

L'intervalle de confiance est :

IC = 23,6% ± 1,52%, 22,0% à 25,12%

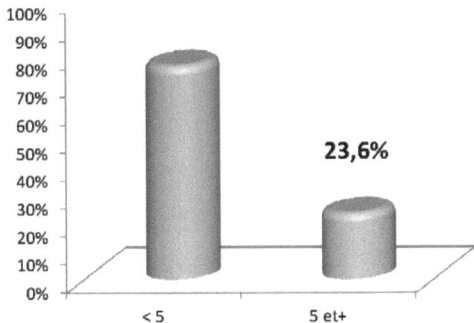

Figure 33: Prévalence du burn-out (MBI ≥ 5) chez les 560 employés

Selon la classification de Maslach, ces 132 cas de Burn-out sont répartis en score de 0 à 6, (graphe 34).

Cinquante-trois personnes (9,5%) présentent un risque le plus élevé de Burn-out tel qu'il est défini par Christina Maslach (score global de risque = 6). **Figure 34**

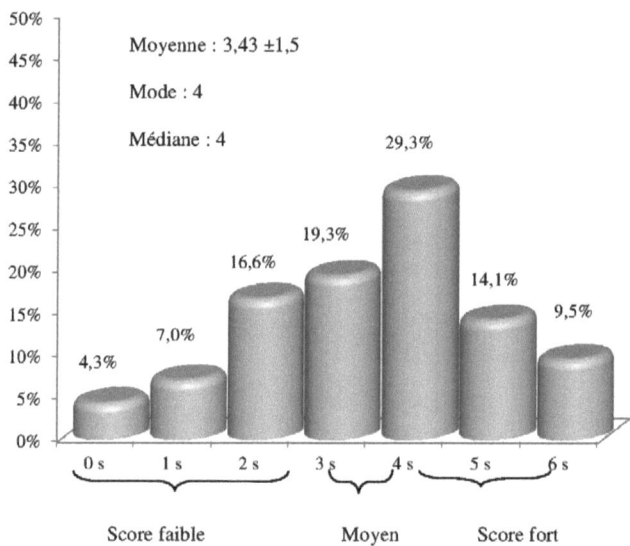

Figure 34: Distribution en score de la fréquence du Burn-out chez les 560 employés

La forme de l'histogramme obtenue rappelle celle des courbes étudiées en loi statistique, il s'agit d'une courbe de distribution normale (de Gauss), on peut donc considérer que le Burn-out, vu sous cet angle quantitatif, est une variable qui s'approche des constantes biologiques, alors que les critères qui le composent n'ont pas cette caractéristique. Voir graphe 32 et 34

3.2.3 PARTICULARITES AU SEIN DE STRATES SPECIFIQUES : SEXE ET STATUT MARITAL

3.2.3.1 PARTICULARITES DE LA POPULATION SELON LE SEXE (TABLEAUX VI, VII)

a. Particularités sociodémographiques selon le sexe :

Tableau VII : Distribution par sexe, selon les variables sociodémographiques et différences observées

Variables sociodémographiques	Hommes		Femmes		P
Age	N	%	N	%	
20-29	33	12,4	53	18,0	
30-39	83	31,2	133	45,2	
40-49	105	**39,5**	95	**32,3**	**0,0001**
50-60	45	**16,9**	13	**4,4**	
Statut matrimonial					
Célibataire	53	**19,9**	96	**32,7**	
Divorcé	7	**2,6**	20	**6,8**	
Marié	206	77,4	178	60,5	**0,0001**
Nombre Enfants					
<4	162	76,1	172	86,9	
≥4	51	**23,9**	26	**13,1**	**0,005**
Personnes à charge					
< 7	254	95,5	292	99,3	
7 et +	12	**4,5**	2	**0,7**	**0,003**
Niveau d'études					
Sans BAC	117	44	122	41,5	
BAC	28	10,5	24	8,2	0,35
BAC +	42	15,8	41	13,9	
Etudes supérieures	79	29,7	107	36,4	
Prise de médicaments					
Non	189	71,1	189	64,3	
Oui	77	28,9	105	35,7	0,08
Pour dormir	12	15,6	14	13,3	
Se calmer ou douleur	34	44,2	48	45,7	
Cardiovasculaire	14	18,2	9	8,6	
Digestion	8	10,4	5	4,8	**0,03**
Autres	9	**11,7**	29	**27,6**	

> **Age :**

Pour les deux sexes, la distribution reflète la démographie du pays. Les femmes sont plus jeunes que les hommes. La moyenne est 40,6 ans ± 8,6 chez les hommes et 36,4 ans ± 7,4 chez les femmes. Les différences retrouvées dans les âges entre les deux sexes sont significatives : $P < 0,00001$.

> **Statut marital :**

Plus des trois quart des hommes sont mariés contre deux tiers des femmes.

Les employées femmes sont plus célibataires et plus divorcées que les hommes.

$P < 0,00001$

Les femmes célibataires représentent le double des hommes célibataires

On trouve plus de femmes divorcées que d'hommes divorcés, ratio = 2,8 (20/7)

> **Nombre d'enfants** chez les mariés :

En moyenne, les hommes mariés ont plus d'enfants que les femmes (3 enfants contre 2 enfants) $P < 0,0003$.

24% des hommes ont quatre enfants et plus contre 13% des femmes, $P = 0,0001$.

Homme : 2,6 enfants ±1,4, femme : 2,1 enfants ± 1,3.

> **Personnes à charge selon le sexe :**

Les hommes ont plus de personnes à charge, surtout chez la personne est marié(e). $P < 0,00001$

Ratio à charge = 1,8 (3,4/1,9).

4,5% des hommes ont sept personnes et plus à leur charge contre 0,7% dans le sexe opposé, $P=0,003$.

Homme : 3,4 personnes ± 2,0 femme : 1,9 personnes ± 1,8

> **Le niveau d'études :**

Les femmes sont plus nombreuses que les hommes à faire des études supérieures avec respectivement 36% et 30%. Mais La distribution du niveau d'études est dans l'ensemble homogène : pas de différence, P > 0,35.

> **Tabagisme** :

La fréquence du tabagisme est encore élevée chez les hommes 35% d'entre eux fument.

> **Loisirs :**

Les hommes pratiquent plus de loisirs que les femmes avec respectivement 37% et 19%. P < 0,00001.

> **La prise médicamenteuse :**

Les hommes prennent moins de médicaments (28,9%) que les femmes (35,7%) ; ces dernières sont plus nombreuses à prendre des médicaments autres (non précisés) que le sexe opposé avec respectivement 27,6% et 11,7%.

b. Particularités professionnelles :

Tableau VIII : Distribution des facteurs professionnels selon le sexe et différences observées

VARIABLES PROFESSIONNELLES	HOMME		FEMME		P
Secteur d'activité	N	%	N	%	
Assurances	74	27,8	98	33,3	
Autres	77	28,9	66	22,4	0,22
Banques	80	30,1	84	28,6	
Télécommunications	35	13,2	46	15,6	
Catégorie					
Cadre	44	16,5	26	8,8	
Maitrise	146	54,9	156	53,1	**0,005**
Exécution	76	28,6	112	38,1	
Poste occupé par groupe					
Groupe1	27	10,2	43	14,6	
Groupe2	72	27,1	66	22,4	0,178
Groupe3	167	62,8	185	62,9	
Ancienneté dans l'établissement					
1-9ans	90	33,8	122	41,5	
10-19ans	81	30,5	107	36,4	**0,002**
20-29ans	76	28,6	57	19,4	
30-39ans	19	7,1	8	2,7	
Ancienneté dans la fonction actuelle					
1-9ans	124	47	157	53	**0,001**
10-19ans	81	30	96	33	
20-29ans	49	18	39	13	
30-39ans	12	5	2	1	
Temps de travail					
Temps complet	259	97,4	279	94,9	0,132
Temps partiel	7	2,6	15	5,1	
Position de management					
Non	200	75,2	268	91,2	**0,00001**
Oui	66	24,8	26	8,8	
Temps de transport					
Moins de 30mn	120	45,1	145	49,3	
30à59mn	95	35,7	104	35,4	
60à89mn	37	13,9	34	11,6	0,602
90mn ou plus	14	5,3	11	3,7	
Pénibilité du transport					
Nulle	71	26,7	70	23,8	
Faible	65	24,4	82	27,9	
Notable	97	36,5	95	32,3	0,383
Très importante	33	12,4	47	16	

- ➢ **Le secteur d'activité : (TABLEAU VIII)**

Les femmes travaillent un peu plus dans les banques et les assurances avec respectivement 29%, 33%. Alors que le sexe opposé est un peu plus nombreux dans les banques (30%) et autres institutions (29%). Il n'y a pas une préférence nette. (P >0,20)

- ➢ **Catégorie socio- professionnelle :**

Les deux sexes sont à part égale dans la catégorie maitrise, les hommes sont plus nombreux dans la catégorie cadres (16,5%, versus 8,8%), contrairement aux femmes qui sont majoritaires dans la catégorie exécution (38,1% versus 28,6%) P< 0,005

- ➢ **Poste occupé :**

La répartition des métiers occupés est très différente selon le sexe, les femmes sont plus nombreuses dans la fonction de chargé de clientèle et d'agent administratif avec respectivement 20% pour les femmes contre 11% pour les hommes et 27% pour les femmes contre 19% pour les hommes. Il existe une nette différence. P < 0,004.

- ➢ **Groupes à poste :** (voir classification figure 21)

Les femmes sont plus nombreuses que les hommes dans le groupe 1 (14,6% versus 10,2%) alors que ces derniers les dépassent dans le groupe 2 (27,1% versus 22,4%) mais de manière non significative.

- ➢ **Ancienneté à l'établissement :**

Les employés hommes ont une ancienneté dans l'établissement plus importante que les femmes: 35,7 % ont une ancienneté de 20 ans et plus contre 22,1% chez les femmes. La moyenne chez les hommes = 14,7ans ± 9,3, moyenne chez les femmes = 12,2 ans ± 7,9 ; P < 0,0005

> **Ancienneté dans la fonction actuelle :**

Les hommes restent toujours plus anciens dans la fonction actuelle (23% ont une ancienneté de 20 ans et plus contre 14% chez les femmes). La moyenne chez les hommes = 12 ans ± 9,1, la moyenne chez les femmes 9,5 ans ± 7,3, P < 0,001

> - **Temps de Trajet professionnel :** il n'a pas de différence entre les hommes et les femmes.
> - **La pénibilité de transport :** il n'a pas de différence entre les hommes et les femmes.
> - **Groupe de poste occupé :** Aucune différence n'est retrouvée entre les deux sexes.

c. *Particularités selon les stresseurs professionnels*

Niveau d'exposition de la population aux différents stresseurs selon le sexe Figure 35 et Tableau IX

Les employées femmes perçoivent une charge de travail légèrement plus élevée que leurs congénères hommes, et sont moins autonomes. Les hommes ont plutôt tendance à percevoir leur formation moins suffisante, et sont moins accomplis dans leur travail et moins soutenus socialement.

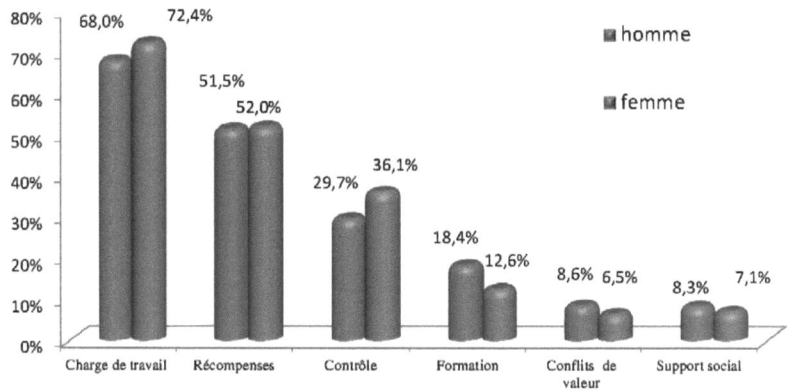

Figure 35 : Distribution de la fréquence des stresseurs (score défavorables) selon le sexe (266 employés hommes et 294 employées femmes)

Tableau IX : Distribution du pourcentage des différents stresseurs (score défavorable) selon le sexe et valeur de p après comparaison (LRES, 2011)

Stresseurs professionnels	Homme %	Femme %	P
Charge de travail et imprévisibilité	68,0	72,4	0,25
Récompenses, reconnaissance et équité	51,5	52,0	0,89
Contrôle	29,7	36,1	0,11
Formation	**18,4**	**12,6**	**0,056**
Conflits de valeur et valeur perçue	8,6	6,5	0,32
Support social	8,3	7,1	0,61

Tableau X : Moyenne et écart type de l'échelle du vécu professionnel par l'individu chez les employés homme et femme

stresseurs professionnels	homme	femme	P
Charge de travail et imprévisibilité	28 ± 7,15	27,0 ± 6,3	0,07
Récompenses, reconnaissance-équité	14,6 ± 5,0	14,7 ± 4,4	0,84
Contrôle	9,87 ± 3,0	9,4 ± 2,9	0,08
Formation	11,3 ± 3,14	11,5 ±2,65	0,42
Conflits de valeur et valeur perçue	27,0 ± 5,3	26,9± 4,6	0,9
Support social	26,4 ± 4,6	26,3 ± 4,3	0,86

d. Prévalence du Burn-out selon le sexe :

Prévalence homme = 24,2% ± 2,2%

Prévalence femme = 22,8% ± 1,6%

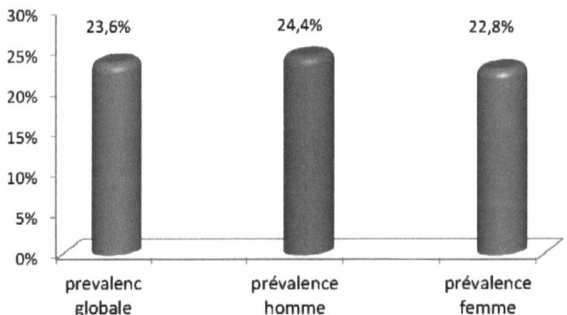

Figure 36 : Prévalence du Burn-out dans les deux sexes

Pratiquement, la prévalence de l'épuisement professionnel est identique chez les deux sexes (24,2%, 22,8%), légère différence de 1,4%.

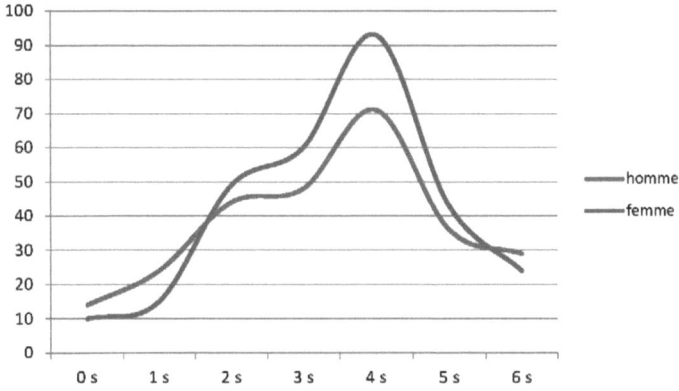

Figure 37: Distribution du Burn-out en score global dans les deux sexes

L'allure en cloche de la distribution évoque dans notre étude que la variable Burn out suit une loi de distribution normale chez une population en apparence saine.

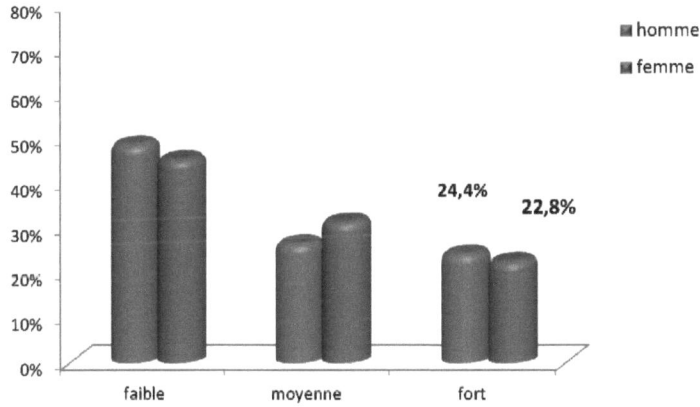

Figure 38: Distribution du pourcentage du Burn-out chez les deux sexes d'après la classification en score de Christina Maslach.

Le niveau de risque global de Burn-out est élevé pour **23%** des femmes et **24 %** des hommes. Cinquante-trois personnes (9,4%) (Dont 24 femmes et 29 hommes) présentent un risque le plus élevé de Burn-out (score global de risque = 6). tel qu'il est défini par Christina Maslach.

e. Description des trois composantes du Burn-out chez les deux sexes

➤ épuisement émotionnel :

Le scores d'épuisement émotionnel témoigne le plus souvent d'un niveau de risque de Burn-out élevé avec respectivement **61 %** chez les femmes contre **55%** chez les hommes, la différence entre ces taux tend à la signification, P=0,06 (Figure 39).

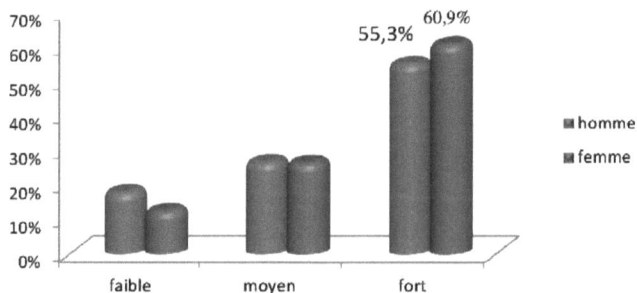

Figure 39 : Distribution du pourcentage de l'épuisement émotionnel chez les deux sexes d'après la classification en score de Christina Maslach.

➤ Dépersonnalisation :

Chez les femmes un niveau de risque moyen de dépersonnalisation est plus fréquent (45% contre 31% pour les hommes, p=0,004).

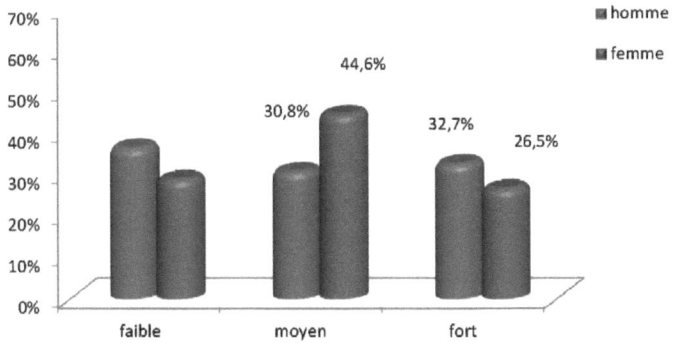

Figure 40 : Distribution du pourcentage de dépersonnalisation chez les deux sexes

> **accomplissement personnel**

Le score d'accomplissement personnel est pratiquement le même chez les deux sexes.

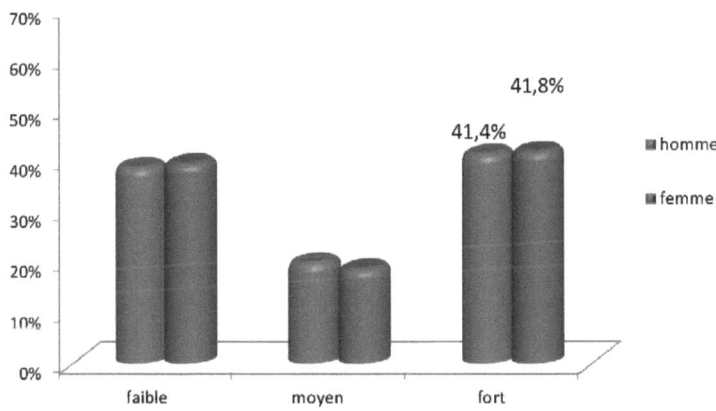

Figure 41 : Distribution du pourcentage de l'accomplissement personnel chez les deux sexes

f. Récapitulatif : particularités liées au sexe Tableau XI

Tableau XI : Différences sociodémographiques et professionnelles entre employés hommes et femmes après ajustement

Facteur distinctif	Homme	Femme	P
Age	entre 50-60ans	Age 30-40 ans	0,006
Etat civil	Marié	célibataire ou divorcé	0,03
Loisirs	plus de loisirs	moins de loisirs	0,00001
Nombre de personne à charge	>7 personnes	< 6 personnes	0,05
Médication	cardio vasculaire et digestion	se calmer et calmer les douleurs	0,013
		Autres médications	0,01
Niveau d'études	moins supérieur	Niveau d'études supérieur	0,008
Groupe professionnel	Groupe 3	groupe1	0,02
Poste de management	Management	Subordonné	0,00001
Catégorie professionnelle	Cadre	Exécution ou maitrise	0,001
Formation pour le métier	Manque de formation	Normale	0,02

g. Conclusion sur les Différences sociodémographiques et professionnelles entre hommes et femmes

Des différences notables sont observées entre l'échantillon des hommes et des femmes. Ces différences sont obtenues après ajustement.

Les hommes font plus de loisirs que les femmes, rarement célibataires, occupent des postes de managements, ils sont plus âgés de 50 ans et plus, appartenant au groupe 3 (caissier,….), jugent leurs formation plus insuffisante que celle les femmes, et ont plus de 7 enfants à charge.

Les femmes occupent rarement des postes de management, appartiennent à la catégorie exécution et maitrise, bien qu'elles aient un niveau d'instruction supérieur, prenant plus de médicaments que les hommes, de préférence pour se calmer et calmer les douleurs et pour d'autres motifs non précisés. Elles sont plus célibataires et divorcées que les hommes.

Les autres caractéristiques sociales et professionnelles sont à un niveau de fréquence identique entre les hommes et les femmes (ancienneté dans les fonctions et dans les établissements, secteurs activités, pénibilité du transport, temps de transport, intensité du contact avec le public, régime horaire et de travail, autre activité, les cinq stresseurs).

Il est particulièrement intéressant de remarquer que parmi les 9 variables sociodémographiques étudiées dans notre travail, 6 d'entre elles différencient les hommes des femmes, alors que parmi les 18 variables professionnelles, 4 variables seulement permettent de les différencier. Cette constatation exprime en premier lieu, le rôle des évènements sociaux non professionnels qui séparent le sexe masculin du sexe féminin dans toute étude épidémiologique en milieu professionnel, et qu'il est peut être incommode, de réaliser des analyses statistiques dans une population très hétérogène comme celle à sexe différents

En deuxième lieu, elle exprime la charge sociale supportée par nos employés victimes des effets résultants de la mauvaise connaissance que tout chez l'être humain est lié.

3.2.3.2 PARTICULARITES SELON LE STATUT MARITAL :

Tableau XII: Différences socio-démographiques et professionnelles entre le groupe des salaries célibataires et le groupe des salaries maries

Variables	Marié N=411 %	Célibataire N=149 %	P
Hommes [a]	51,8	35,6	< 0,0001
Niveau d'études			
Avec ou sans Bac	56,9	37,6	
Etudes supérieures [a]	28,0	47,7	< 0,0001
Pratique de loisirs	24,6	36,2	0,006
Prise de médicaments [a]	35,8	23,5	0,006
Motif de la médication			
Cardiovasculaire	15,6	0,0	
Dormir	11,6	25,7	<0,00001
Autres [a]	7,8	4,0	
Titre de la fonction			
chef service [a]	14,4	8,1	
charge de clientèle	12,7	22,8	0,03
agent administratif [a]	21,2	28,2	
Autres activités	13,1	20,1	0,04
Heures hebdomadaires< 40h	13,6	20,8	0,06
Temps de trajet < 30 mn	44,0	56,4	0,08

[a] variable demeurant significative après ajustement

Il n'y a pas de grande différence sociodémographique ou professionnelle entre les mariés et les célibataires, quatre variables caractérisent les mariés par rapport au célibataires : ce sont des personnes plus âgés, anciens dans l'établissement et dans la fonction, des hommes plutôt que des femmes, n'ont pas fait des études supérieures, prennent plus de médicaments pour d'autres motifs, n'appartenant pas à la catégorie exécution, et sont des cadres (chefs de service).

3.2.4 *DESCRIPTION DES CAS DE BURN-OUT(≥ 5)*

Les deux tableaux suivants montrent les différentes fréquences des variables observées dans 132cas de Burn-out (≥5), les fréquences très élevées (>50%) peuvent évoquer le rôle actif de la variable dans l'aggravation du Burn-out mais non systématiquement. Les fréquences très faibles peuvent indiquer l'absence de l'effet de la variable mais ceci n'est pas suffisant. Une comparaison avec des témoins ayant des cas de Burn-out faible est nécessaire et indispensable pour confirmer l'effet.

Tableau XIII a: Etat descriptif des cas de Burn-out selon les variables par ordre décroissant

Variables sociodémographique	N=132 En %	Variables professionnelle	N=132 En %
personnes à charge < 7	95,5	contact fort	78,0
Age de 26-48ans	88,0	Groupe 3 du poste occupé	78,0
Nombre d'enfants <4	81,5	Nombre d'heures hebdomadaires 40	76,5
Absence de loisirs	69,0	Ancienneté < 10ans dans la fonction	53,8
Femme	50,8	Maitrise	53,0
tabagique chez les hommes	44,6	Ancienneté < 10 dans l'établissement	40,9
médicaments pour douleurs	40,3	Banques	39,4
Célibataire	36,4	Pénibilité du transport notable	33,3
Etude supérieures	32,6	Pénibilité du transport faible	31,1
Pour dormir	14,5	Trajet professionnel 1h et +	22,0
Pour se calmer	11,3	activité complémentaire	18,9
		Management	15,2
		temps partiel	9,1

Tableau XIII b: Etat descriptif suite

Stresseurs	En %
Charge de travail défavorable	71,2
Récompense reconnaissance équité défavorable	53,0
Contrôle défavorable	38,6
Formation défavorable	29,5
Conflits de valeur et valeur perçue défavorable	15,9
Composantes Burn-out	En %
Epuisement émotionnel fort	97,7
Dépersonnalisation forte	76,5
Accomplissement personnel fort	65,9

D'après l'étude descriptive des 132 cas de Burn-out (tableau N °XIIIa, XIIIb) on peut supposer en première démarche que certains facteurs expliquent le fait que des salariés du tertiaire souffrent d'un Burn-out plus élevé (MBI≥5) que d'autres (MBI<5). Ces salariés à Burn-out élevé sont des jeunes ayant peu d'enfants s'ils sont mariés, et peu de personnes à leurs charge, ne pratiquent pas de loisirs, s'ils prennent des médicaments c'est surtout pour calmer des douleurs, ayant un contact fort avec le public, exerçant des métiers demandant plus de concentration et d'attention (caissier, guichetier..) moins anciens dans la fonction, travaillant dans les banques ; ayant une charge de travail dépassant leur capacité potentielle et ne sont ni reconnus ni récompensés pour leur tâche.

3.2.5 CONCLUSION DE L'ETUDE DESCRIPTIVE :

Du point de vue sociodémographique, notre population est composée de 560 employés, dont l'âge varie entre 20 ans et 60 ans, les moins de 40 ans sont plus nombreux, avec une légère prédominance féminine. La plupart sont mariés avec peu d'enfants le plus souvent, mais le nombre de personnes à charge par employé marié peut aller jusqu'à 9. Les célibataires ont peu de charge sociale, âgés de 20 à 40 ans, de sexe féminin surtout, de niveau d'études supérieur, moins fréquemment sans bac.

Le niveau d'études est soit supérieur, soit non bachelier, une part relativement importante de cette population prend des médicaments surtout pour calmer des douleurs. Quelques salariés ont une activité autre que celle de leur emploi, un tiers pratique des loisirs bien que la majorité des hommes ne fument pas, le tabagisme reste assez fréquent et un tiers d'entre eux ont cette habitude.

Dans les caractéristiques professionnelles, l'effectif du personnel des assurances et des banques est plus grand, celui de la poste est moindre. La catégorie maitrise est la plus fréquente. Un groupe de salariés formé par des caissiers, guichetiers, chargés de clientèle, appariteurs, vérificateurs et agents administratifs sont les postes les plus fréquents. Les deux tiers des salariés ont un fort contact avec le public, la majorité a une ancienneté de moins de 20 ans dans l'établissement et dans la fonction, presque tous travaillent les quarante heures par semaine, et presque la moitié met moins d'une demi-heure pour arriver à leur lieu de travail, et estiment que le transport est pénible.

Une petite partie des salariés travaille en mode partiel.

Notre population témoigne d'une importante exposition aux stresseurs professionnels à l'intérieur des établissements. La plus fréquente exposition est la charge de travail, suivie de l'absence de récompenses, puis du manque d'autonomie et de formation à moindre degrés.

Parmi les trois sous échelles composants le Burn-out, l'épuisement émotionnel est la composante la plus fréquente suivie par le manque d'accomplissement personnel.
132 cas de Burn-out ont été identifiés dans notre population soit une prévalence de 23,6% pour MBI≥5. 54 personnes présentent un score global de 6 soit 9,5%.
Le score modal étant à la valeur 4.

Certaines caractéristiques individuelles sont observées selon le sexe.

Les femmes sont plus jeunes que les hommes, beaucoup plus célibataires et divorcées ayant moins d'enfants et moins de personnes à leur charge. Elles restent moins nombreuses à avoir des loisirs et prennent plus de médicaments en particulier pour calmer les douleurs. Majoritaires dans la catégorie exécution occupant des postes de chargé de clientèle et d'agent administratif, elles sont moins nombreuses à être cadres, beaucoup plus nouvellement recrutées que les hommes et moins anciennes dans la fonction.

Parmi les stresseurs professionnels on note deux particularités qui tendent vers la signification :
Les femmes jugent qu'elles sont assez formées par rapport aux hommes mais elles manquent d'autonomie et sentent qu'elles ne sont pas intégrées aux décisions prises à propos des tâches qui leur sont

assignées en comparaison avec leurs congénères.

La prévalence du Burn-out est identique chez les deux sexes 22,8% contre 24,4%.

Les scores quantitatifs des trois dimensions du MBI sont identiques chez les deux sexes. Chez les femmes un niveau de risque moyen de dépersonnalisation est plus fréquent.

D'autres caractéristiques individuelles sont observées selon le statut marital.

Dans l'ensemble, on peut dire que, les employés mariés sont beaucoup plus des hommes, de niveau d'études plus bas avec bac ou sans bac, prenant plus de médicaments surtout pour affections cardiovasculaires, occupant surtout des postes de chef de service, alors que les employés célibataires, sont en général des femmes, de niveau supérieur, pratiquant plus de loisirs, avec moins d'automédication, occupant des postes de chargé de clientèle ou d'agent administratif dans la catégorie d'exécution avec des heures de travail de moins de 40 heures par semaine.

La fréquence des six stresseurs est similaire chez les salariés mariés et les salariés célibataires : ce qui pourrait traduire le caractère purement professionnel du Burn-out.

La prévalence du Burn-out est un peu plus élevée chez les célibataires (27% contre 22% chez les mariés tout sexe confondu).Cette augmentation est plus marquée surtout chez les hommes célibataires (34% contre 23%femmes célibataires), p=0,14.

Parmi les célibataires on note une différence nette entre hommes et femmes en ce qui concerne la dépersonnalisation avec respectivement 40% contre 25%.p=0,04.

Nous avons identifié 132 cas de Burn-out parmi les 560 salariés. Ces cas sont répartis selon les variables incluses : socio démographiques, professionnelles et stresseurs, afin d'avoir un profil épidémiologique et professionnel purement descriptif. (Tableaux N° XIIa, XIIb).

Il s'agit de jeunes adultes mariés, ayant moins de 4 enfants et moins de 7 personnes à charge, non bacheliers ou ayant fait des études supérieures, n'ayant aucun loisir non tabagiques prenant des médicaments pour calmer les douleurs et pour dormir ne pratiquant pas d'activité complémentaire, appartenant au groupe de poste trois (poste demandant plus d'attention) comprenant les caissiers, guichetiers, chargés de clientèle, appariteurs, vérificateurs, et les agents administratifs . La moitié d'entre eux ayant une ancienneté de moins de 10ans dans la fonction actuelle et dans l'établissement, travaillant 40 heures par semaine, appartenant à la catégorie maitrise travaillant dans les banques ayant un contact fort avec les clients ayant un trajet professionnel de moins de 30mn et jugeant que sa pénibilité est de faible à notable.

Parmi les trois composantes du Burn-out, L'épuisement émotionnel et la dépersonnalisation sont forts chez ce groupe de personnes, avec un score faible d'accomplissement personnel.

La plupart des employés à Burn-out ont une charge de travail assez importante, ne sont pas reconnus ni récompensés pour la tâche qu'ils effectuent et ne sont pas considérés de façon équitable. Toutes ces caractéristiques descriptives seront vérifiées et confirmées par une analyse comparative, en constituant, à partir de la même population du secteur tertiaire étudié un groupe ne présentant pas de Burn-out. Une analyse univariée puis multivariée sera réalisée dont l'objectif est de détecter les facteurs déterminants le Burn-out, ou de façon plus précise les facteurs associés à l'augmentation du risque de Burn-out chez les employés du tertiaire.

3.3 FACTEURS ASSOCIES A L'AUGMENTATION DU RISQUE DE BURN-OUT

Objectifs:

L'objectif de ce chapitre est d'identifier et de mesurer les facteurs qui augmentent le risque d'épuisement professionnel en incluant les 27 variables indépendantes de notre étude, tout en sachant qu'il existe en milieu professionnel un risque de base constant de cette souffrance dans toute institution collective. Ces 27 variables ont été suffisamment commentées dans les chapitres précédents (paragraphe description des cas de Burn-out). Les facteurs ayant- un impact sur l'augmentation du risque Burn-out sont évalués par le calcul de la probabilité P et par le calcul des Odds-Ratio bruts (OR_b) et OR ajustés (ORa) en univariée et multivariée. La comparaison pour le calcul de ces tests est portée sur les cas de Burn-out fort (132 cas) avec les témoins atteints de Burn-out faible à moyen (au nombre de 428).

Les variables avec leurs P sont classées par groupe : sociodémographiques (au nombre de 9), professionnelles (au nombre de 12), et 6 stresseurs.

Notre variable dépendante est le score global (somme des scores qualitatifs des trois sous échelles) supérieur ou égal à cinq (MBI ≥5). Le choix de ce seuil au lieu de six a été déjà argumenté dans le protocole.

Nous procédons d'abord à une analyse chez la population globale, chez la population masculine puis féminine, chez les mariés et en dernier chez les célibataires.

3.3.1 POPULATION ENTIERE

3.3.1.1 Facteurs associés au Burn-out chez la population globale : analyse univariée

a. Déterminants sociodémographiques (Tableau XIII)

En analyse univariée, parmi les neuf variables sociodémographiques seule la prise de médicaments demeure significativement associée à un risque fort de Burn-out. P=0,0001

Ces médicaments sont surtout consommés

- Pour dormir (P=0,05) ;
- Pour se calmer et calmer les douleurs (P=0,0001).

Tableau XIV: Déterminants sociodémographiques du risque d'épuisement professionnel. Echantillon total

	N	MBI≥5	P	ORb
Prise de médicaments				
Non	378	18,5		1
Oui	182	34,1	**0,0001**	2,3[1,5-3,4]
Motifs de la médication				
Non	378	18,5		1
Pour dormir	26	34,6	**0,051**	2,3 [1,0-5,4]
Pour calmer les douleurs	82	36,2	**0,0001**	2,8 [1,7-4,7]
Cardiovasculaire	23	42,9	0,70	NS
Pour la digestion	13	30,8	0,28	NS
Autres	38	31,4	0,058	NS (0,058)

N : effectif des salariés de la modalité concernée, en % : fréquence Burn-out dans la modalité concernée, P : degrés de signification alpha, ORb : Odds-Ratio brut par rapport à la classe (1)

b. Déterminants professionnels (Tableau XIV)

Parmi les douze variables professionnelles sept sont liées au risque d'augmentation du Burn-out :

- Travailler dans le domaine des télécommunications et les banques

- Appartenir au groupe de poste 3 ;
- Catégorie professionnelle exécution ;
- Exerçant en mode de travail partiel ;
- Ayant un fort contact avec le public ;
- Ayant une ancienneté de 20 ans et plus dans la fonction actuelle ;
- Percevant la pénibilité du transport de faible à très importante.

Tableau XV: Déterminants professionnels du risque d'épuisement professionnel (MBI≥ 5) dans l'échantillon total (en univariée)

	N	MBI≥5 %	P	ORb
Secteur d'activité				
Assurances	172	16,3		1
Autres	143	20,3		NS
Télécommunications	81	28,4	**0,03**	2,0 [1,1-3,8]
Banques	164	31,7	**0,001**	2,4 [1,4-4,0]
Poste occupé				
Groupe 1 (agent technique…)	70	7,1		1
Groupe 2 (secrétaire…)	138	17,4	**0,051**	2,7 [1-7,5]
Groupe 3 (caissier….)	352	29,3	**0,03**	5,4[2,1-13,7]
Catégorie professionnelle				
Cadre	70	14,3		1
Maitrise	302	23,2	*0,11*	NS
Exécution	188	27,7	**0,03**	2,3[1,1-4,8]
Mode de travail				
Complet	538	22,3		1
Partiel	22	54,5	**0,001**	4,2[1,8-9,9]
Contact avec le public				
Contact faible	59	6,8		1
Contact moyen	148	16,9	**0,07**	2,8[0,93-8,4]
Contact fort	353	29,2	**0,001**	5,6 [2,0-16,0]
Ancienneté dans la fonction actuelle				
10-19ans	177	17,5		1
1-9ans	**281**	25,3	**0,053**	**1,6[1,0-2,5]**
20 et plus	**102**	29,4	**0,02**	**1,9[1,1-3,5]**
La pénibilité du transport :				
Nulle	141	17,0		1
Faible	147	27,9	**0,03**	1,9 [1,1-3,3]
Notable	192	22,9	*0,19*	NS
très importante	80	28,8	**0,04**	2,0 [1-3,8]

N : effectif des salariés de la modalité concernée, % : fréquence Burn-out dans la modalité concernée, P : degrés de signification alpha, ORb : Odds-Ratio brut par rapport à la classe de référence (1)

c. Stresseurs professionnels

Parmi les stresseurs professionnels étudiés, deux sont fortement associés au fort risque de Burn-out :

- Le manque de formation ;
- Le conflit de valeur avec une sous-estime de soi.

Tableau XVI: Stresseurs professionnels et risque d'épuisement professionnel (MBI ≥5) dans l'échantillon total (en univariée)

Stresseurs	N	MBI≥5 %	P	ORb
Conflits de valeur et valeur perçue				
Favorable	518	21,4		1
Défavorable (<21)	42	50,0	< 0,00001	3,7 [1,9-7,0]
Formation				
Favorable	474	19,6		1
Défavorable (<9)	86	45,3	< 0,00001	3,4 [2,1-5,5]
Contrôle				
Favorable	375	21,6		1
Défavorable (<9)	185	27,6	*0,12* NS	1,4 [0,9-2,1]

N : effectif des salariés de la modalité concernée, en % : fréquence Burn-out dans la modalité concernée, P : degrés de signification alpha, ORb : Odds-Ratio brut par rapport à la classe de référence (1)

d. Conclusion de l'analyse univariée chez la population globale :

Dans l'échantillon total l'analyse univariée a permis de découvrir des variables associées à l'augmentation du risque du Burn-out. Ces facteurs sont :

le fait pour un employé de prendre régulièrement des médicaments, en particulier pour se calmer , calmer des douleurs et dormir, d'exercer dans une banque ou dans les télécommunications, d'être un employé du groupe 3 (caissiers, guichetiers, agents administratifs), d'appartenir à la catégorie professionnelle exécution, de travailler à temps partiel au lieu du plein temps , d'avoir un fort contact avec le public, d'être ancien dans sa fonction (20 ans et plus); de juger le transport tantôt trop pénible, tantôt faible ; de vivre des conflits de valeurs , d'avoir une sous-estime de soi et de juger la formation acquise très insuffisante pour accomplir son travail.

3.3.1.2 Facteurs associes au Burn-out chez la population globale : analyse multivariée
a- Objectif de l'analyse

L'objectif de cette analyse est de mesurer l'impact des stresseurs dans l'augmentation du risque de Burn-out chez les 560 salariés de notre population du secteur tertiaire, ajusté sur l'ensemble des facteurs sociodémographiques et professionnels précédemment étudiés en analyse univariée.

Toutes les variables, même celles largement non significatives, sont intégrées dans le modèle de la régression logistique. Le tabac et le nombre d'enfants ne sont pas inclus dans l'analyse car ils ne concernent que des fractions de la population ainsi que l'alcoolisme dont la fréquence est presque nulle.

Les résultats de l'analyse multivariée sont notés dans le tableau N°XVI qui met en relief six facteurs expliquant l'augmentation du Burn-out quel que soit la nature ou le niveau d'intensité des autres variables étudiées.

Tableau XVII: Facteurs associés au Burn-out ≥ 5 chez les 560 salariés après ajustement

Variable	Coef, beta	P	Ora
Manque de formation	**1,21**	**<0,0001**	**3,4 [2,0-5,7]**
Médicaments pour se calmer et calmer douleur	**1,05**	**0,0002**	**2,9 [1,6-5,0]**
Contact fort	**1,69**	**0,002**	**5,4 [1,9-16,0]**
Mode temps partiel	**1,38**	**0,004**	**4,0 [1,6-10,1]**
Conflit de valeur	**0,85**	**0,019**	**2,3 [1,1-4,8]**
Ancienneté fonction ≥21 ans	**0,71**	**0,027**	**2,0 [1,1-3,8]**
Contact moyen	1,10	0,060	3,0
Ancienneté fonction < 10ans	0,45	0,089	1,6
Charge 7 et + 1	0,87	0,143	2,4
Autres médicaments	0,56	0,164	1,8
Médicament pour digestion	0,86	0,189	2,4
Médicament pour dormir	0,34	0,486	1,4
Médicament pour cardio vx	-0,12	0,839	0,9
Constante	-3,65	4,2E-10	0,03

P : degrés de signification alpha, ORa : Odds-Ratio ajusté, Coef, beta : coefficient de régression

b- Le pouvoir explicatif du modèle multivarié

Le pouvoir explicatif des variables indépendantes incluses dans les deux questionnaires, est de 21%.

Les variables indépendantes issues des deux questionnaires socioprofessionnels introduites dans l'analyse multivariée ont une capacité globale de bien classer les groupes à 78%, la capacité à bien classer les salariées à Burn-out < 5 vaut 96%, celle à bien classer les cas de Burn-out ≥ 5 est de seulement 22%.

Ce qui amène à avancer qu'une variation dans les facteurs présumés étiologiques dans l'augmentation du risque de Burn-out, n'entraine une variation dans sa fréquence que dans 21% des cas, il y aurait donc d'autres facteurs extraprofessionnels ou professionnels inconnus ou non étudiés (en raison du niveau actuel de connaissances scientifiques en la matière) qui joueraient un rôle plus important. Ceci pourrait s'expliquer également par l'hétérogénéité de la population (différents sexes, différents niveaux d'études, statut marital différent, surtout différentes habitudes…)

Autre remarque est le fait que les deux questionnaires sont beaucoup plus spécifiques que sensibles dans le sens où ils classent parfaitement les cas de Burn-out < 5 et faiblement les cas à Burn-out ≥ 5. On pourrait dire donc que la prévalence de 23,6% retrouvée dans notre étude est une prévalence minimale et que probablement ce chiffre est plus grand.

c- Résultats de l'analyse multivariée :

Après ajustement sur toutes les variables incluses, une seule variable sociodémographique parmi les sept étudiées, est retrouvée associée à l'augmentation du risque de Burn-out chez les 560 salariés de l'étude : c'est la prise médicamenteuse pour se calmer et calmer la douleur. Le sens de l'association est commenté dans le paragraphe discussion.

Parmi les 18 variables professionnelles, cinq sont associées à l'augmentation du risque de Burn-out, il s'agit de deux stresseurs : le manque de formation, les conflits de valeurs et valeur perçue, et de trois variables professionnelles proprement dites, qui sont : le fait d'avoir un poste exposant à un fort contact avec le public, de travailler en mode partiel, d'avoir une ancienneté dans la fonction de 20 ans et plus par rapport à 10-20 ans.

Nous remarquons également que deux facteurs sont presque significatifs : un contact moyen et une ancienneté dans la fonction de moins 10 ans par rapport à une ancienneté de 10-20 ans.

Nous pouvons conclure donc que parmi les 27 variables incluses dans notre étude (hormis le tabagisme et le nombre d'enfants) 6 variables interviennent dans le Burn-out : la prise de médicaments, le contact avec le public, l'ancienneté dans la fonction, le mode de travail, la formation et les conflits de valeur. Tous les autres facteurs sociodémographiques et professionnels n'ont pas d'effet sur l'augmentation du risque. Cependant deux variables (secteur d'activité et nombre de personnes à charge) sont retrouvées avec un très léger effet d'ajustement.

L'analyse multivariée nous a été d'un apport considérable puisque les 14 variables retrouvées associées en univariée ont été réduites à 6 : ce qui nous a permis d'éliminer plusieurs facteurs de confusion.

d- Calcul des risques prédictifs :

Suite aux résultats de l'analyse multivariée On peut individualiser plusieurs groupes à risque

Les salariés dont les expositions (sociodémographiques, professionnelles et stresseurs) ne sont pas prises en considération : ce risque est déjà calculé et connu c'est la prévalence globale retrouvée dans notre étude 23,6 pour 100 salariés = 23,6%

Les salariés ayant une très faible exposition aux facteurs étudiés : ce sont des salariés ayant un Burn-out (MBI ≥ 5) mais ce risque est minime. Ils représentent le groupe n'ayant aucun facteur défini comme exposition (sujet jeune entre 20 et 30 ans, contact avec le public faible, ne prenant pas de médicaments, marié, n'étant exposé à aucun stresseur,......).

La prévalence serait égale à 2,5%. Autrement dit que si on élimine tous les facteurs d'exposition par un bon programme de prévention, on peut faire diminuer la prévalence globale qui est de 23,6% à 2,5%. Les 132 cas seraient donc réduits à 14 cas (2,5% x 560). Ces 14 cas ne peuvent pas être éliminés car ils ne sont pas dus aux facteurs étudiés dans notre enquête.

Les salariés à haut risque: ce sont les salariés victimes de plusieurs expositions

Les salariés à exposition maximale : Employés ayant une ancienneté dans la fonction de plus de 20 ans, travaillant à temps partiel, prenant des médicaments pour douleurs, au contact toujours avec le public, se considérant comme mal formés et ayant des conflits de valeurs; ces salariés ont le grand risque de Burn-out : dans ce groupe la prévalence serait de 96%.

Etant donné qu'il existe seulement 22 sujets travaillant en mode partiel, (dont la fréquence du Burn-out est de 54%), nous pouvons calculer le risque chez les autres salariés travaillant à temps complet s'ils sont exposés au cinq facteurs restants : dans ce cas le risque serait égal à 69,2%

Remarque : les actions correctrices qui seront menées en se basant sur les taux prédictifs de Burn-out calculés par l'analyse multivariée ne devraient pas inclure juste un ou deux facteurs isolément, il est nécessaire de mener une action globale incluant tous les facteurs de risque retrouvés et ceci de façon simultanée.

3.3.2 POPULATION SPECIFIQUE : SEXE, ETAT MATRIMONIAL

3.3.2.1 Facteurs associés Analyse univariée chez les hommes :

➢ On retrouve quatre variables sociodémographiques associées au risque de Burn-out chez la population masculine :
- Age jeune 20-29ans ;
- La consommation de tabac ;
- Le célibat ;
- La pratique de loisirs.

Tableau XVIII : Déterminants sociodémographiques du risque d'épuisement professionnel chez les hommes

Variable sociodémographique	N	%	p	ORb	
Age					
50-60ans	45	13,3	**0,01**	0,24	[0,08-0,72]
30-39ans	83	20,5	**0,04**	0,40	[0,16 -0,95]
40-49ans	105	27,6	0,20	0,59	NS
Tabac +	93	31,2	**0,06**	1,72	[0,97-3,06]
Célibataires	53	34,0	**0,07**	1,84	[0,95-3,55]
Loisirs+	99	30,3	**0,09**	1,64	[0,93-2,89]
Prise de médicaments+	77	29,9	0,19	1,49	NS
Pour calmer la douleur	34	35,3	0,11	1,91	NS
Personnes à charge >7	12	41,7	0,17	2,31	NS

N : effectif des salariés de la modalité concernée, % : fréquence Burn-out dans la modalité concernée, P : degrés de signification alpha, ORb : Odds-Ratio brut par rapport à la référence

➢ Sept facteurs professionnels sont associés au Burn-out chez les hommes :
- Secteur d'activité : banques ;
- Groupe de poste occupé 3 ;
- Catégorie professionnelle Maitrise ;
- Mode de travail partiel ;
- Contact fort avec le public ;
- Pénibilité du transport très importante ;
- Autre activité rémunérée.

Tableau XIX : Déterminants professionnels du risque d'épuisement professionnel chez les hommes

Variable professionnelle	N	%	P	Orb
Secteur d'activité				
Banques	80	38,8	**0,0002**	5,2 [2,21-12,34]
Autre	77	22,1	0,07	2,3 [0,94-5,81]
Télécommunications	35	25,7	**0,051**	2,8 [0,99-8,20]
Poste occupé				
Groupe3	167	31,7	**0,02**	12,09 [1,60-91,46]
Groupe2	72	15,3	0,15	4,7 NS
Catégorie professionnelle				
Maitrise	146	26,0	**0,02**	3,52 [1,18-10,49]
Exécution	76	30,3	**0,012**	4,34 [1,39-13,55]
Mode de travail partiel	7	71,4	**0,013**	8,29 [1,57-43,83]
Contact fort	168	31,5	**0,02**	10,60 [1,39-80,58]
Pénibilité du transport				
Très importante	33	36,4	**0,05**	2,55 [1,01-6,46]
Autre activité+			**0,010**	2,35 [1,23-4,49]

➢ Trois stresseurs sont associés au Burn-out :
- Le manque de formation ;
- Le conflit de valeur avec une sous-estime de soi ;
- La non reconnaissance et le manque de récompenses.

Tableau XX : Déterminants stressants du Burn-out chez les hommes

Variable stresseur	N	%	P	Orb	
Stresseurs					
Formation Défavorable	49	44,9	**0,0003**	3,30	[1,7-6,3]
Conflit de valeur Défavorable	23	43,5	**0,031**	2,63	[1,1-6,3]
Contrôle Défavorable	79	32,9	**0,038**	1,86	[1,0-3,3]
Récompenses reconnaissance Défavorable	137	28,5	0,116	1,58	NS
Support social Défavorable	22	36,4	0,180	1,87	NS
Charge de travail Défavorable	181	24,9	0,81	1,08	NS

3.3.2.2 *Analyse multivariée chez les hommes:*

a. Objectif de l'analyse : l'objectif est de détecter les variables associées à l'augmentation du risque de Burn-out en ne considérant que la population des employés hommes, ajusté sur l'ensemble des variables définies précédemment. Les résultats ne seront donc appliqués que pour les 266 hommes entre eux.

Variables introduites dans l'analyse : les mêmes variables que dans la population globale avec ajout du tabagisme. La méthode de régression : pas à pas descendante de Wald.

b. Qualité explicative du modèle multivarié : Le pouvoir explicatif du modèle est meilleur que dans le cas de l'étude de la population globale (les deux sexes confondus). Une variation dans les facteurs d'exposition dans l'échantillon masculin explique 32,2% des cas de Burn-out, la prédiction est également bonne, puisque les variables qui représentent les expositions permettent de bien classer les individus en Burn-out <5 et en Burn-out ≥5 ; 51% des cas de Burn-out ≥5 sont bien prédits par le modèle utilisé.

c. Résultats de l'analyse multivariée : Les résultats de l'analyse multivariée sont consignés dans le tableau XXI.

Tableau XXI: Facteurs associés au Burn-out ≥ 5 après ajustement chez 266 hommes employés dans le secteur tertiaire

VARIABLES	Coef.B	P.	ORa	
Banques	2,00	**0,0001**	7,41	[2,6-20,9]
Formation Défavorable	1,21	**0,002**	3,35	[1,5-7,2]
Tabac+	0,99	**0,005**	2,68	[1,3-5,3]
Groupe3 titre	2,49	**0,023**	12,05	[1,4-103]
Loisirs +	0,79	**0,023**	2,19	[1,1-4,3]
Mode de travail partiel	2,00	**0,028**	7,39	[1,2-44,0]
Récompenses reconnaissance Défavorable	0,68	0,065	1,98	NS
Groupe2 titre	1,80	0,114	6,03	NS
Télécommunications	0,87	0,171	2,38	NS
Support social Défavorable	0,77	0,17	2,16	NS
Autre secteur	0,60	0,26	1,83	NS
Constante	-5,84	0,0001	0,003	

P : degrés de signification alpha, ORa : Odds-Ratio ajusté , Coef, beta : coefficient de régression

Six variables sont fortement associées à une majoration du risque de Burn-out en milieu professionnel, il s'agit de deux habitudes de vie : le tabagisme et la pratique de loisirs; de trois facteurs « professionnels » : un mode de travail partiel, le fait de travailler dans une banque et d'appartenir au *groupe trois* dans notre classification selon le titre de fonction, et un stresseur professionnel qui est le manque de formation ; on peut ajouter un autre stresseur proche de la signification qui est l'absence de récompense et de reconnaissance de la part du supérieur hiérarchique.

Le groupe trois est un groupe particulier formé de 332 salariés dont 36% sont des agents administratifs, 24% chargés de clientèle, 12% vérificateurs, 18% guichetiers et caissiers 21% appariteurs et vérificateurs, ce groupe est caractérisé par un fort Burn-out.

d- Calcul des risques prédictifs :

Risque très faible pour un Burn-out ≥5

Fréquence du Burn-out (≥5), chez les sujets à très faible exposition (non-fumeur, travaillant dans les assurances, ayant une ancienneté dans la fonction de 10-20ans, ne prenant aucun médicament, ayant un contact faible avec le public, marié, …) = 0,3%

Risque le plus élevé avec salariés travaillant en mode partiel ayant tous les facteurs d'exposition retrouvés dans l'analyse = 98,7%

Risque très élevé chez les salariés travaillant en mode complet = 91,0%,

Il est utile de remarquer que les actions correctrices contre les facteurs d'exposition chez les hommes font chuter le risque beaucoup plus que celles réalisées en population entière (tous sexe confondu) ceci témoigne peut être de la bonne réceptivité du sexe masculin aux mesures préventives.

3.3.2.3 Facteurs associés analyse univariée chez la Population féminine :

L'analyse univariée chez la population féminine a permis de découvrir certaines variables associées à l'augmentation du risque du Burn-out.

Parmi les déterminants personnels: c'est le fait pour une employée d'être âgée de 50-60 ans, de prendre régulièrement des médicaments particulièrement pour dormir, pour se calmer, calmer les douleurs et pour d'autres motifs non précisés.

Parmi les facteurs professionnels c'est l'appartenance au groupe de poste 3 représenté par les fonctions suivantes: caissier, guichetier, chargé de clientèle, appariteur, vérificateur, agent administratif, le travail à temps partiel, le contact fort avec le public avec une ancienneté ≥21ans dans la fonction et <10 ans à l'établissement et une perception faible de la pénibilité du transport.

Parmi les stresseurs c'est le conflit de valeur avec une sous-estime de soi et le manque de formation qui sont fortement liés à l'augmentation du Burn-out chez la population féminine. **Tableaux XXII, XXIII, XXIV.**

Tableau XXII: Déterminants sociodémographiques du risque d'épuisement professionnel chez les femmes analyse univariée

Variables socio-démographiques	N	%	p	Orb	
Prise de médicaments	105	37,1	0,0001	3,4	[1,9-6,0]
Dormir	14	35,7	0,050	3,2	[1,0-10,2]
calmer la douleur	48	41,7	0,0001	4,1	[2,0-8,3]
Pour cardiovasculaire	9	11,1	0,75	0,7	NS
Pour digestion	5	40,0	0,15	3,8	[0,6-24,0]
Pour autres	29	37,9	0,003	3,5	[1,5-8,2]
Age					
30-39ans	133	22,6	0,40	1,4	NS
40-49ans	95	23,2	0,37	1,5	NS
50-60ans	13	46,2	0,03	4,2	[1,1-15,5]
Etudes supérieures	107	21,5	0,35	1,6	NS
Avec et sans BAC	146	26,0	0,13	2,1	[0,8-5,3]
Célibataires	96	22,9	0,84	1,1	NS
Divorcés	20	30,0	0,41	1,5	NS
Enfants < 4	172	23,8	0,34	1,7	NS
Personnes à charge >7	2	50,0	0,38	3,4	NS
Loisirs +	56	19,6	0,53	0,8	NS

Tableau XXIII: Déterminants professionnels du risque d'épuisement professionnel chez les femmes analyse univariée

Variables professionnelles	N	%	P	Orb	
Secteur d'activité					
Autre	66	18,2	0,72	0,9	NS
Télécommunications	46	30,4	*0,19*	1,7	[0,8-3,8]
Banques	84	25,0	0,46	1,3	NS
Groupes de poste					
Groupe2	66	19,7	*0,15*	2,4	[0,7-7,9]
Groupe3	185	27,0	**0,019**	3,6	[1,2-10,6]
Mode de travail partiel	15	46,7	**0,03**	3,2	[1,1-9,2]
Contact moyen	74	18,9	*0,17*	2,5	[0,7-9,3]
Contact fort	185	27,0	**0,028**	4,0	[1,2-13,5]
Ancienneté dans la fonction					
10-20ans	96	15,6	**0,16**	0,6	[0,3-1,2]
≥21ans	41	39,0	**0,04**	2,2	[1,0-4,5]
Ancienneté à l'établissement					
10-19ans	107	15,0	*0,09*	0,6	[0,3-1,1]
20-29ans	57	33,3	*0,18*	1,6	[0,8-3,2]
30et +	8	37,5	0,38	1,9	NS
Temps de trajet					
30-59mn	104	17,3	*0,15*	0,6	[0,3-1,2]
60-89mn	34	35,3	0,28	1,7	NS
90et+	11	9,1	0,26	0,3	NS
Pénibilité de transport					
Faible	82	30,5	**0,035**	2,4	[1,1-5,2]
Notable	95	21,1	0,38	1,4	NS
Très importante	47	23,4	0,30	1,6	NS
Autre activité +	32	15,6	0,31	0,6	NS

Tableau XXIV: Déterminants stresseurs défavorables du risque d'épuisement professionnel chez les femmes

Variables stresseurs	N	%	P	ORb	
Conflit de valeur	19	57,9	**0,0005**	5,4	[2,1-14,0]
Formation	37	45,9	**0,0005**	3,5	[1,7-7,2]
Support social	21	14,3	0,34	0,5	NS
Récompense Reconnaissance	153	20,3	0,28	0,7	NS
Contrôle	106	23,6	0,80	1,1	NS
Charge de travail	213	23,0	0,88	1,0	NS

3.3.2.4   Analyse multivariée chez les femmes

Tableau XXV : Facteurs associés au Burn-out ≥ 5 après ajustement chez 294 femmes employés dans le secteur tertiaire

Variables	Coef.B	P	ORa	
Formation défavorable	2,10	**0,0001**	8,2	[3,2-20,5]
Conflits de valeur défavorable	1,73	**0,0037**	5,7	[1,76-18,21]
Récompense reconnaissance défavorable	-0,77	**0,037**	0,5	[0,22-0,95]
Médicaments pour calmer douleur	1,49	**0,0005**	4,4	[1,92-10,20]
Médicament pour dormir	1,47	**0,039**	4,4	[1,08-17,55]
Médicaments Autre	1,51	**0,0034**	4,5	[1,65-12,47]
Ancienneté dans la fonction >20 ans	2,00	**0,0008**	7,4	[2,30-23,67]
Temps de transport 30-59mn	-1,04	**0,012**	0,4	[0,16-0,79]
Constante	-3,07	**0,0005**	0,05	

P : degrés de signification alpha, ORa : Odds-Ratio ajusté , Coef, beta : coefficient de régression

a. **Objectif de l'analyse** : il s'agit du même objectif que celui de la population précédente. Avec bien entendu l'exclusion du tabagisme.

b. Qualité explicative :

Le modèle explique mieux le Burn-out que chez les hommes, ainsi 35% des cas de Burn-out sont explicités par les variables introduites. Et 39% des salariés sont bien classés dans le groupe Burn-out ≥5, et 94% sont bien classés dans le groupe < 5.

L'outil qui a permis d'identifier le Burn-out, est plus spécifique que sensible, dans le sens où la prédiction est portée surtout vers les Burn-out <5. C'est pourquoi la prévalence de 22,8% retrouvée chez les femmes salariées est une prévalence probablement minimale.

c. Résultats de l'analyse multivariée :

Huit variables sont liées au risque de Burn-out chez les femmes salariées

Deux stresseurs sont liés à l'augmentation du risque de Burn-out : le manque de formation et les conflits de valeur.

Un troisième stresseur y est également associé mais de façon inverse, les récompenses et reconnaissances qui semblent échapper à la logique, puisque lorsque son score est défavorable il entraine une diminution du risque de Burn-out, et quand son score est favorable il entraine un plus grand risque de Burn-out c'est-à-dire que lorsque les salariées femmes sont reconnues et récompensées pour la tâche qu'elles effectuent il semblerait qu'elles sont plus sujettes à faire un Burn-out.

Trois autres facteurs y sont aussi associés : la prise de médicaments pour trois motifs, le premier pour se calmer et calmer des douleurs, le deuxième pour dormir, le troisième pour d'autres motifs. Une étude plus détaillée doit être entreprise pour préciser et cibler ces salariées qui se traitent. Elles sont au nombre de 91 femmes.

La septième variable corrélée à un risque plus élevé de Burn-out est l'ancienneté dans la fonction de plus de 20 ans par rapport à une ancienneté entre 10-20 ans. Une partie de la discussion sera réservée à ce facteur.

La dernière variable corrélée étant le temps de transport de moins de 30 mn au lieu d'un temps plus important. Cette constatation suggère encore que chez les femmes salariées d'autres éléments interviennent et que peut être le processus étiopathogénique du Burn-out et du stress de façon générale est différent de celui du sexe masculin.

L'interprétation des résultats chez la population féminine est plus complexe que celle de la population masculine, comme le montre les deux variables temps de transport plus long et récompense et reconnaissance défavorable qui devraient raisonnablement jouer un effet potentialisant le risque de Burn-out.

d. Calcul des risques :

Risque très faible non exposé aux facteurs cités: prévalence = 4,4%

Risque élevé, Prévalence = 99,9%, (formation défavorable + conflits de valeur+ prise de médicaments pour les trois motifs + ancienneté de plus de 20 ans).

3.3.2.5 Facteurs associés chez les mariés :

Tableau XXVI : Facteurs associés au Burn-out ≥ 5 après ajustement chez 411 mariés employés dans le secteur tertiaire

Variables	Coef B	P	ORa
Mode de travail partiel	1,9	**0,0009**	6,9 [2,2-21,3]
Formation défavorable	0,9	**0,005**	2,5 [1,3-4,6]
Contact fort	1,7	**0,006**	5,6 [1,6-19,0]
Conflit de valeur défavorable	0,9	**0,03**	2,5 [1,1-5,6]
Contact moyen	1,0	0,15	2,6 NS
Constante	-3,0	0,00001	0,050

P : degrés de signification alpha, ORa : Odds-Ratio ajusté, Coef, beta : coefficient de régression

Pouvoir explicatif : 16%
Pouvoir de bon classement : globalement 79%, Burn-out ≥5 : 15%, Burn-out < 5 : 98%

Résultats :

Quatre facteurs sont essentiels chez les mariés jouant un rôle dans l'augmentation du risque de Burn-out.
Il s'agit toujours des deux stresseurs qui sont le manque de formation et des conflits de valeur, du mode de travail partiel et d'un contact intense avec le public en rapport avec poste qu'ils occupent.

Ainsi la majoration du Burn-out peut aller jusqu'à 8 fois chez les salariés mariés exerçant à temps partiel par rapport aux salariés mariés exerçant à temps complet. Par contre la majoration dans le cas de manque de formation ou de conflits de valeurs par rapport à ceux formés ou n'ayant pas de conflits de valeurs n'est que 2,5 fois. Le contact fort avec le public aggrave le Burn-out, environ de 6 fois que si un employé a un contact faible. Chez les mariés donc l'intensité de l'association facteur – Burn-out est plus marquée pour les conditions professionnelles que pour les stresseurs.

Nous remarquons chez les mariés, que malgré ces résultats, une part importante de variables qui leur sont spécifiques jouerait un rôle encore plus important dans le Burn-out. Ceci est argumenté par le fait que seulement 16% des cas de Burn-out sont expliqués par le modèle de l'analyse multivariée (régression logistique pas à pas descendante de Wald sans d'interaction).

Calcul des risques : Lorsque l'on considère seulement la population des mariés (tous sexe confondu), la prévalence globale du Burn-out fort (MBI≥5) sans tenir compte de tous les facteurs d'exposition, est de 22,4%.

La prévalence prédictive chez les salariés mariés définis comme non soumis aux expositions, serait de 4,7%. Elle serait de 91,7% pour tous salariés exerçant en temps partiel, se jugeant en manque de formation, en conflit de valeur et en contact important avec le public.

3.3.2.6 Facteurs associés chez les célibataires :

Tableau XXVII : Facteurs associés au Burn-out ≥ 5 après ajustem chez 149 célibataires employés dans le secteur tertiaire

Variables	Coef B	P	ORa	
Formation défavorable	3,6	0,00001	35,1	[7,1-174,6]
Médicaments pour autres	4,0	0,0011	53,5	[4,9-587,4]
Autre activité +	1,8	0,0038	6,0	[1,8-20,1]
Catégorie exécution	-3,0	0,0038	0,1	[0,0-0,4]
Heures hebdo >40h	2,6	0,0072	13,4	[2,0-88,9]
Médicaments pour calmer douleurs	1,7	0,0092	5,5	[1,5-19,9]
Heures hebdo 40h	1,9	0,013	6,6	[1,5-29,5]
Contrôle défavorable	-1,58	0,019	0,2	[0,1-0,8]
Avec ou sans Bac	2,73	0,0241	15,4	[1,4-165,5]
Constante	-3,8	0,004	0,0	

P : degrés de signification alpha, ORa : Odds-Ratio ajusté , Coef, beta : coefficient de régression

Pouvoir explicatif : 49,2%

Pouvoir de bon classement : globalement 83,2%, Burn-out ≥ 5 : 55%, Burn-out < 5 : 93,6%.

Résultats de l'analyse : les variables introduites dans l'analyse chez les célibataires sont les mêmes que celles introduites dans les différents échantillons que nous avons sélectionnés, le même codage a été utilisé au dépend d'une petite inversion de codification.

Chez les célibataires, le Burn-out semble avoir un autre profil professionnel et épidémiologique :

Huit facteurs caractérisent l'épidémiologie professionnelle du Burn-out chez les célibataires : **Trois** facteurs sociodémographiques (prise de médicament pour se calmer, calmer des douleurs et pour d'autres motifs ; un niveau d'instruction inférieur ou égal à un BAC), **trois** facteurs professionnels (catégorie cadre par rapport à l'exécution, existence d'une autre activité, des heures hebdomadaires de 40 h et plus par rapport à moins de 40 heures.) ; **deux** stresseurs : le manque de formation et d'autonomie mais paradoxalement ce dernier quand son score est favorable.

3.4 CONCLUSION SUR LES FACTEURS ASSOCIES A L'AUGMENTATION DU BURN-OUT :

3.4.1 FACTEURS SOCIODEMOGRAPHIQUES : Quatre facteurs

3.4.1.1 Tabagisme

3.4.1.2 loisirs

Ces deux variables sont associées à un fort Burn-out, parmi les 266 hommes par rapport aux hommes non tabagiques et sans loisirs. L'existence de Loisirs semble plutôt favoriser le Burn-out dans la population masculine.

3.4.1.3 Niveau d'études inférieur ou égal au BAC : est un facteur discriminant parmi 149 célibataires (tous sexe confondu). C'est ainsi qu'un célibataire salarié homme ou femme et ayant un niveau d'instruction avec ou sans bac, aurait 15 fois plus de risque de faire un Burn-out ≥5, que celui qui a un niveau d'études plus élevé.

3.4.1.4 Prise de médicaments.

Le 4ème facteur retrouvé fréquemment associé au virement d'un Burn-out < 5 à un Burn-out ≥5, est la prise de médicaments. Il s'agit de médicaments pour soulager des douleurs ou pour se calmer retrouvés dans l'échantillon global (N=560), dans celui des femmes entre elles (N=294), et les célibataires (N=149). Les médicaments pour motifs d'insomnie sont retrouvés associés au Burn-out (élévation du risque de Burn-out) chez la population des femmes salariées (N=294)

Des prises de médicaments pour d'autres motifs sont fréquemment observées chez les cas de Burn-out ≥5 dans l'échantillon des femmes et celui des célibataires.

3.4.2 FACTEURS PROFESSIONNELS : neuf facteurs

3.4.2.1 **Mode de travail partiel** : La probabilité d'avoir un MBI ≥ 5 augmente significativement avec le mode de travail partiel dans l'échantillon global, dans celui des hommes et des mariés.

3.4.2.2 **Contact avec le public :**
Un contact fort avec le public joue un rôle significatif dans l'aggravation du Burn-out, dans l'échantillon global, celui des hommes et celui des mariés.

3.4.2.3 **L'ancienneté dans la fonction de 21 ans et plus :**
La probabilité d'avoir un MBI ≥ 5 augmente significativement avec une ancienneté dans la fonction de 21ans et plus chez les 560 salariés par rapport à ceux dont l'ancienneté est entre 10-20 ans.
Ce facteur est aussi bien associé au risque de Burn-out dans la population féminine.

3.4.2.4 **Heures hebdomadaires supérieures à 40 heures** représentent un facteur discriminant du Burn-out dans l'échantillon des célibataires par rapport à ceux travaillant moins de 40 heures par semaine.

3.4.2.5 **Temps de transport inférieur à 30 mn** : la probabilité d'avoir un MBI ≥ 5 augmente significativement avec un temps de transport inferieur à 30mn dans l'échantillon des femmes.

3.4.2.6 **Existence d'une autre activité** : dans l'échantillon des célibataires, représente un facteur discriminant du Burn-out.

3.4.2.7 **Catégorie professionnelle cadres** : L'appartenance à la catégorie professionnelle cadre dans l'échantillon des célibataires est un facteur associé à l'augmentation du Burn-out.

3.4.2.8 **Secteur d'activité banques** : Le fait de travailler dans les banques est fortement associé au risque de Burn-out dans l'échantillon des hommes.

3.4.2.9 **Groupe de poste 3** : La probabilité d'avoir un MBI≥ 5 augmente significativement avec l'appartenance au groupe de poste 3 dans l'échantillon des hommes, ce groupe 3 est représenté par : les caissiers, guichetiers, chargés de clientèle, appariteurs, vérificateurs, agents administratifs dans l'échantillon des hommes.

3.4.3 FACTEURS LIES AUX STRESSEURS : Deux stresseurs

3.4.3.1 **Le manque de formation :**
Dans toutes les couches des salariés enquêtés, la probabilité d'avoir un MBI≥ 5 augmente significativement avec le manque de formation.

3.4.3.2 **Les conflits de valeurs :** dans l'ensemble c'est un facteur qui majore le Burn-out chez les 560 salariés, chez les mariés entre eux, et les femmes entre elles, mais non retrouvé chez les célibataires et les hommes entre eux.

Un autre stresseur est lié au risque de Burn-out mais possède un effet inverse :

➢ **Contrôle** (manque d'autonomie) dans l'échantillon des célibataires.

Le stresseur **Récompense reconnaissance et équité** au travail est à la limite de signification dans l'échantillon des hommes entre eux ainsi que dans celui des femmes mais possède un effet inverse contradictoire chez ces dernières.

3.5 IMPACT DES ACTIONS CORRECTRICES SUR LA DIMINUTION DU RISQUE

Pour l'ensemble de la population quel que soit ses caractéristiques démographiques :

Les actions correctrices présentées dans les recommandations permettront de faire diminuer le risque de Burn-out de 23,7 à 0,3%, ou bien de 132 cas à 2 cas de Burn-out.

Tableau XXVIII: Impact attendu des actions correctrices sur la prévalence actuelle selon le type de population étudiée : prévision après ajustement

type de population	effectif total	prévalence actuelle %	prévalence attendue %	nombre de cas actuels	Nombre de cas attendus
Homme	266	24,4	0,29	65	1
Célibataire	149	26,8	2,19	40	3
Global	560	23,6	2,53	132	14
Femme	294	22,8	4,44	67	13
Marié	411	22,4	4,74	92	19

Chapitre 4: DISCUSSION

Cette étude vise principalement à travers le concept de l'épuisement professionnel, à évaluer la souffrance mentale des employés du secteur tertiaire en rapport avec l'exercice de leurs fonctions, et à étudier les facteurs de risque (socio professionnels et environnementaux) associés à cette souffrance.

Elle a été réalisée dans quatre zones d'activité du secteur tertiaire à savoir les assurances, les banques, les télécommunications ainsi qu'au niveau d'autres institutions à caractère commercial. Sept cent cinquante-trois employés ont été interrogés, cinq cent quatre-vingt-treize d'entre eux ont répondu au questionnaire et cinq cent soixante employés ont été inclus dans l'étude.

Le taux de réponse dans notre enquête est donc de 78,75%. Ce taux est satisfaisant ; il est comparable à ceux obtenus dans les études de santé mentale auprès des employés du secteur tertiaire variant entre 75% et 85% [15] [78]. Ceci grâce au fait que la distribution des questionnaires a été réalisée par l'enquêteur lui-même. [88] [6] [18] [89] [90]

Les non réponses proviennent surtout des employés des télécommunications particulièrement la poste (niveau d'instruction plus bas par rapport aux autres institutions).

4.1 Discussion de la méthodologie :

4.1.1 Type d'enquête : transversale comparative

Dans notre étude, le choix d'un modèle épidémiologique transversal a été motivé par la nécessité d'obtenir rapidement les informations relatives aux conditions de travail et par la difficulté de faire des études longitudinales mais surtout par le fait que ce type de trouble psychique est concomitant aux facteurs causaux. Nous ne pouvons donc porter de jugement sur le Burn-out en tant que processus temporel.

4.1.2 Choix du recueil de données :

Nous avons mené une enquête transversale par questionnaire : il s'agit de la méthode la plus couramment utilisée dans l'évaluation des problèmes de santé mentale au travail.

L'entretien individuel, sur le lieu même du travail, aurait permis une meilleure appréhension des dysfonctionnements. Il s'agit d'une enquête transversale qui permet une première analyse des facteurs associés à la souffrance mentale.

Le recueil des données repose sur un questionnaire dans sa version française de mesure du risque du Burn-out adapté à toutes les activités professionnelles : MBI « General Survey » 1999. Notre population devrait avoir un certain niveau de scolarité pour répondre au long questionnaire .La durée de collecte des données était d'une année. [87] [48] [65]

4.1.3 Choix de la population et de la taille de l'échantillon :

Notre étude a concerné sept assurances, huit banques, cinq organismes de télécommunications et huit autres institutions non classées tous situés dans la ville de Sidi Bel Abbès
La taille de notre échantillon dépasse celle d'autres études ayant utilisé le même protocole que le nôtre parmi elles celles faites dans la région de la Loire en 2003 et 2006 [15] [78] respectivement sur 231 et 243employés.

4.1.4 Le taux de réponses :

Il est de 78, 53% Il était nécessaire d'expliquer l'objectif de l'enquête et d'assurer l'anonymat des réponses afin d'avoir ce taux. Ce taux paraît élevé surtout si nous considérons que notre questionnaire était relativement long (78questions). En effet nous avons essayé d'intégrer tous les paramètres importants pouvant être associés au Burn-out.

4.1.5 Fiabilité des données:

La grande participation des salariés peut refléter leur intérêt pour ce sujet. Un grand nombre de travailleurs ont par ailleurs rajouté des commentaires où ils exprimaient que le sujet est intéressant, ont émis des remarques encourageantes et ont exprimé leur désir de connaître les résultats de l'étude ce qui peut démontrer une relative fiabilité des réponses surtout que l'anonymat du questionnaire a été respecté.

4.2 Discussion des résultats

4.2.1 Discussion de l'échantillon global :

L'aspect socio démographique et professionnel de la population d'étude :

Notre enquête a porté sur une population ayant des caractéristiques particulières :

C'est une population jeune par rapport à la population européenne âgée entre 30à 40ans, à prédominance féminine, la plupart sont mariés avec moins de 4enfants et ont entre 3et 4 personnes à charge et plus d'un tiers prennent régulièrement des médicaments au cours des trois derniers mois précédant l'enquête.

Dans notre échantillon, les employés des télécommunications sont sous représentés.

La plupart des employés ont une ancienneté de moins de 20ans dans l'établissement (moyenne de 13,4 ± 8,7) et la moitié ont une ancienneté de moins de 10ans dans la fonction actuelle (moyenne de 10,7 ± 8,3). Ce qui évoque une mobilité professionnelle inter-établissement.

Dans les pays de la Loire cette ancienneté est de 23±9 ans dans l'établissement et de 5,8±5,5 pour la fonction.

Cette différence entre les deux études pourrait s'expliquer soit, dans l'étude de la Loire par l'âge avancé soit, par un changement de fonction dans le même établissement. (Dans le cadre de mesures préventives ou de promotions dans le grade) alors que ceci n'est pas noté dans notre étude puisque l'ancienneté dans la fonction est de 10ans dans un même établissement.

Dans notre population, les postes de management peuvent être occupés par des employés autres que les cadres seulement ce qui n'est pas le cas dans l'étude des pays de la Loire où tous les agents en position de management sont des cadres.

Sur le plan instruction : En France, être bachelier ou non suffit pour que l'employé soit intégré dans le poste alors que dans nos entreprises le système de recrutement exige un niveau plus élevé, l'employeur essaie de compenser le manque de qualifications.

Presque la moitié des salariés mettent moins de 30minutes pour rejoindre le lieu de travail, temps semblable à celui des pays de la

Loire.

Le transport est ressenti de façon plus pénible chez les employés de notre étude que chez ceux de l'étude des pays de la Loire. Ceci pourrait s'expliquer par les commodités de la vie dont dispose la région en question (variété des moyens de transport à des heures régulières). Elle s'explique également par le niveau économique.

4.2.2 Description de l'échantillon : par sexe
Aspect socio démographique et professionnel

Dans cet échantillon les femmes sont légèrement plus nombreuses avec un sexe ratio de 1,1 ; 1,7 dans l'étude de la Loire. Les femmes sont plus jeunes que les hommes, elles vivent plus souvent seules (divorcées ou célibataires), ont moins d'enfants et de personnes à charge. Elles prennent moins de médicaments pour la digestion et pour l'appareil cardiovasculaire, ce qui corrobore aux données de la cardiologie.

Les femmes vieillissent moins dans l'actuelle fonction et l'établissement en raison de la retraite anticipée à leur profit contrairement à l'étude de référence

Elles sont deux fois moins nombreuses que les hommes à appartenir à la catégorie cadre mais plus nombreuses dans cette catégorie par rapport à l'étude faite en Loire.

Elles restent toujours moins nombreuses à être dans une position de management mais quand même à un taux supérieur aux pays de la Loire.

4.2.3 Etude de la prévalence du Burn-out :

Au vu des résultats, l'étude a donc permis de montrer qu'un nombre très important de salariés présente un épuisement professionnel à différents degrés.

Etant donné que la seule référence disponible à ce sujet avec laquelle vont porter nos comparaisons est l'étude de Fannello faite dans les pays de la Loire où il a fixé le seuil de MBI ≥ 5, nous avons trouvé commode de choisir ce même seuil au lieu de MBI ≥ 6 tel qu'il est défini par Christina Maslach.

L'évaluation de l'épuisement professionnel est réalisée selon deux approches : une approche qualitative et une approche quantitative. Dans les différentes études de la littérature, les auteurs utilisent l'une ou l'autre approche rarement les deux à la fois: certains considèrent la variable « fréquence » (WOLPIN, OGLJS, KELLER) ; d'autres travaillent sur la moyenne obtenue des trois sous échelles dans leur échantillon (BURKE, PIERCE, COADY).

Dans notre travail, nous avons utilisé les deux approches.

Nous avons comparé nos résultats de prévalence avec ceux d'autres études. Nous n'avons retenu que les enquêtes récentes, ayant utilisé le même outil d'évaluation de l'épuisement professionnel.

Il faut d'abord distinguer la fréquence globale du Burn-out et la fréquence de ses composantes. Ces dernières peuvent être exprimées également en quantitatif sous forme de moyennes et d'écart type.

La fréquence globale plus précisément la prévalence (englobant les trois sous échelles) dans notre étude est de 23,6% nettement supérieure à celle de l'étude des pays de Loire estimée à 5,8% mais ce dernier taux a été obtenu après des mesures correctrices sur l'environnement professionnel faites entre 2003 et 2006.

En 2003 la fréquence de la souffrance psychique chez les employés du tertiaire des pays de la Loire était de 41,6% retrouvé par des auteurs qui ont utilisé l'outil de mesure GHQ12 (General Health

Questionnaire) au lieu du MBI (Maslach Burn-out Inventory), en 2006 sur la même population, cette souffrance est passée à 23,3% avec le même outil et estimée à 5,8% par l'outil MBI, plus approprié en milieu professionnel du tertiaire caractérisé par un fort contact avec le public. Ainsi le rapport GHQ12 sur MBI est de 4 (23,3 /5,8).En admettant ce rapport constant et non biaisé, la prévalence de l'épuisement professionnel dans l'échantillon de notre étude serait de 93,2% (23,6 x 4). Mais ceci reste à confirmer.

On remarque que l'outil de mesure de Christina Maslach est plus spécifique car il a corrigé un nombre de faux positifs retrouvés avec le GHQ12.

4.2.4 Etude de la prévalence des trois sous échelles du Burn-out :

Les trois sous échelles composant le Burn-out sont généralement mesurées de façon quantitative. La détermination des seuils faibles, moyens et forts a été définie dans la grande étude américaine de validation par Maslach et Jackson. [91]

Dans cette présente étude seule la sous échelle épuisement émotionnel a une moyenne plus élevée par rapport à la moyenne fournie par Maslach. La comparaison a trouvé une différence très significative, $p<0,00001$. Cette moyenne élevée traduit l'intensité des stresseurs dans nos entreprises et l'absence d'action de protection. Les autres échelles sont similaires.

Sur le plan qualitatif, deux tiers de notre population présentent un épuisement émotionnel fort en se basant sur la classification faite par Maslach et Jackson.

Un chiffre similaire a été trouvé dans la thèse de Benmessaoud [22], cependant le seuil qui a été utilisé est différent du nôtre. De toute façon, dans nos entreprises la prévalence des scores de l'épuisement émotionnel fort et même moyen est supérieure à celle retrouvée dans toutes les études réalisées chez les médecins généralistes.[92] [93] [94] [95]

4.2.4.1 Etude de la prévalence par sexe :

La prévalence du Burn-out est très légèrement supérieure chez les hommes que chez les femmes, si bien qu'en France les hommes sont moins atteints [78]. Il semblerait que les hommes dans notre société souffrent plus d'épuisement professionnel que les Français. La comparaison n'a pas montré de différence significative. Dans une autre étude récente [96] la prévalence chez les femmes des pays de la Loire est nettement supérieure à celle de notre population féminine mais la comparaison dénote une différence à la limite des significations. Ceci pourrait évoquer l'engagement professionnel chez la femme française et qui est plus important que chez la femme Algérienne (le professionnalisme féminin).

4.2.4.2 Etude de la prévalence par statut marital :

La prévalence du burn-out est plus élevée chez les célibataires que chez les mariés dans les deux enquêtes (la nôtre et celle des pays de la Loire) ce qui confirme le léger rôle tampon du mariage.

4.2.5 Etude des trois sous échelles chez les deux populations : masculine et féminine:

4.2.5.1 Epuisement émotionnel :

Sur le plan quantitatif une tendance différentielle à la signification est observée chez les femmes par rapport aux hommes contrairement à l'étude faite par Benmessaoud où elle a trouvé une différence très significative.

Sur le plan qualitatif un score plus fort est retrouvé chez les femmes sans différence par rapport aux hommes.

4.2.5.2 Dépersonnalisation :

Une différence de 14% entre les deux sexes est notée en défaveur des femmes mais ce score est moyen. Les sources bibliographiques à ce sujet ne sont pas disponibles.

4.2.5.3 Accomplissement personnel :

Que ce soit sur le plan quantitatif ou qualitatif le manque d'accomplissement a le même ordre de grandeur chez les deux sexes.

Le manque d'accomplissement personnel est beaucoup plus prononcé chez les Français (dans une nouvelle étude faite en 2008 non encore publiée) [96]. La différence est significative par rapport à notre étude.

4.3 Discussion des facteurs associés au Burn-out :
4.3.1 Facteurs sociodémographiques
4.3.1.1 Sexe :

Si certains auteurs supposent que le sexe féminin est plus exposé au burn-out [1] [10] [97], dans plusieurs études parmi elles celle de Fannello 2006 ainsi que la nôtre aucune différence significative entre les deux sexes n'a été notée. En plus l'ajustement a éliminé ce facteur dans les trois tranches de notre population (ensemble, célibataires et mariés).

Selon Maslach et Jackson 1981, il n'existe pas de vulnérabilité particulière en fonction du sexe.

Par contre, il existerait d'après Maslach des différences d'expression, les femmes souffrant surtout d'épuisement émotionnel et les hommes de déshumanisation et de manque d'accomplissement personnel

(Maslach et Jackson 1981).

Maslach pense que les attitudes différentes des hommes et des femmes pourraient jouer un rôle, les hommes ayant des attitudes plus instrumentales et les femmes des attitudes plus émotionnelles, plus empathiques. [98]

Nous n'avons pas trouvé de différence dans le risque de Burn-out selon le sexe mais cette différence est constatée dans ses composantes (EE, AP).De toute façon les composantes du Burn-out ne sont pas prises en compte dans l'appréciation du risque conduisant à l'élaboration d'action correctrices.

D'après Truchot, le Burn-out frappe différemment chacun des deux sexes. "Lorsque nous observons une variation des scores de Burn-out en fonction du sexe, celle-ci est le reflet des influences et des inégalités des valeurs sociales (place réservée aux hommes et aux femmes, tâches ménagères…) et culturelles [91].Il est d'ailleurs noté dans la littérature que les femmes recherchent plus facilement de soutien que les hommes [93]

4.3.1.2 Age :

Notre étude montre qu'il n'existe pas une corrélation entre l'âge et l'épuisement professionnel dans l'échantillon total : toutes les tranches d'âge sont également concernées. par ailleurs on note une nette corrélation entre l'âge et le sexe masculin chez les hommes qui ont entre 20-29ans mais ceci en analyse univariée.

Après ajustement ce facteur a été éliminé au profit des facteurs professionnels.

L'âge n'est pas un critère déterminant de la souffrance mentale [56] [1] [99] Certains auteurs pensent que le facteur âge influence le niveau de *burnout*. Il est mis en avant une relation entre le jeune âge et un *burnout* plus important. Ces auteurs supposent alors que les plus jeunes seraient soumis au choc initial de la réalité professionnelle, qu'ils manqueraient de capacités d'adaptation, qu'ils seraient plus soumis à l'insécurité professionnelle et à l'ambiguïté de rôle. De plus, les professionnels qui resteraient dans une profession et un poste seraient ceux qui n'ont pas été en *burnout*. Les sujets en *burnout* seraient mutés, démissionneraient ou seraient en arrêt de travail. [100]

Benmessaoud dans sa thèse sur le personnel soignant note un déclin du degré d'épuisement émotionnel avec l'âge et l'ancienneté et inversement pour l'accomplissement personnel. Nous n'avons pas trouvé ces observations mais une tendance inversée à la signification entre l'âge et la dépersonnalisation ce qui corrobore aux données de la littérature.

4.3.1.3 Statut marital :

Dans notre étude qu'il n'existe pas un lien significatif entre l'épuisement professionnel et le statut marital ni en univariée ni en multi variée.

Pourtant il aurait été licite de supposer à la manière de (C MASLACH ,1976) cité par [101] [18] que le support social familial apporte un soutien émotionnel de bonne qualité qui diminue l'incidence du Burn-out.

L'absence dans notre travail d'augmentation du Burn-out chez les mariés par rapport aux célibataires comme relaté par Maslach pourrait très probablement s'expliquer par l'absence de soutien familial que pourrait procurer la famille du salarié marié : ceci est d'autant plus vrai que les enfants représentent beaucoup plus une charge qu'un support dans notre société par rapport aux sociétés occidentales.

Saint-Arnaud L et coll. révèlent que ni la situation familiale, ni le nombre d'enfants, ni les événements stressants en dehors du travail n'expliquent un « profil de détresse psychologique » [102]

4.3.1.4 Enfants à charge chez les mariés :

Au vu des résultats de notre enquête ; aucune corrélation n'est retrouvée entre l'épuisement professionnel et le nombre d'enfants à charge ni en analyse univariée ni après ajustement. De nombreux auteurs concluent à l'identique tels que Canoui et Fanello. [103][78] Cependant on constate d'après notre travail que dans la tranche d'employés mariés n'ayant pas d'enfants le taux de Burn-out est plus élevé.

DELBROUCK note qu'avoir des enfants à charge semble être un facteur protecteur contre le Burn-out. Effectivement le salarié ayant des enfants est obligé chaque jour de mettre un moment son travail de côté pour être près de ses enfants, ainsi ces derniers peuvent présenter une ressource. [104]

Pour le salarié, le fait d'avoir des enfants à charge pourrait également représenter une motivation ou un but supplémentaire pour travailler.

4.3.1.5 Personnes à charge :

Dans le même ordre d'idée avoir des personnes à charge n'a pas un effet protecteur comme cela été suggéré par Maslach.

4.3.1.6 la prise régulière de médicaments :

Il existe un lien significatif entre l'épuisement professionnel et la prise régulière de médicaments, ce sont des médicaments pour soulager les douleurs et pour se calmer retrouvés dans l'échantillon total chez les femmes entre elles ainsi que chez les célibataires entre eux, et des médicaments pour dormir surtout chez les femmes. Des prises de médicaments pour d'autres motifs sont fréquemment observées dans l'échantillon des femmes et celui des célibataires. Ces résultats sont retrouvés en analyse univariée et multivariée.

Selon Fanello l'auteur de l'étude des pays de la Loire des produits neuro sédatifs sont retrouvés associés au risque de Burn-out chez une population semblable à la nôtre [78].

Canouï, Maslach et Truchot rapportent que la consommation de psychotropes est la conséquence d'un épuisement émotionnel élevé. [101] [98] [91]

Il est vrai que consommer des psychotropes est un moyen d'anesthésier l'individu, qui peut alors mieux supporter la souffrance. Ainsi exposé à un stress chronique, il est capable de résister plus longtemps par le moyen des psychotropes, sans essayer de résoudre le problème.

Mais lorsque les psychotropes deviennent inefficaces, l'individu peut se retrouver dans un stade de Burn-out beaucoup plus avancé et finalement ressentir un épuisement émotionnel plus important qu'une personne n'ayant pas consommé de psychotropes et ayant cherché une solution efficace plus tôt.

Vu le manque de précision sur la nature des médicaments utilisés chez les employés de l'étude, il ne serait possible d'aller plus loin dans l'explication de la forte consommation médicamenteuse chez les cas de Burn-out, une analyse plus fine a montré que ces médicaments sont surtout consommés par des femmes célibataires en plus des médicaments classés dans la rubrique autre.

Les personnes consommant des neuro sédatifs (pour se calmer) au nombre de treize appartiennent surtout au groupe trois classé comme à haut risque de Burn-out n'ayant pas de position de management, nouvellement recrutées et exposées à deux stresseurs: récompense reconnaissance, équité au travail et une forte charge de travail.

A partir de ces données, on peut avancer que la prise médicamenteuse est une conséquence du Burn-out et non pas une cause.

4.3.1.7 Niveau d'études :

Au vu de nos résultats, dans la sous population des employés célibataires, un niveau Bac ou sans Bac, multiplie le risque de Burn-out par quinze par rapport à ceux de niveau plus élevé. Donc ce sont les moins scolarisés qui ont plus tendance à faire un Burn-out. Le fait que ce facteur n'a pas été retrouvé dans la population globale ni dans les autres sous populations, et que le niveau supérieur caractérise les célibataires par rapport aux mariés, on peut avancer qu'un niveau d'instruction inférieur chez un célibataires potentialise le Burn-out, par un effet de disparité, surtout que les célibataires sont minoritaires. On sait que les différences entre les êtres vivants deviennent négligeables quand l'effectif est très grand (effet de foule).

Maslach, Schaufeli et Leiter (2001) rapportent que les employés les plus scolarisés font plus souvent face à l'épuisement en population globale sans distinction selon le statut marital**.** De même un niveau élevé d'éducation est retrouvé comme un facteur de risque de burnout d'après Pasquier de Franclieu-Descamps, 2008.

4.3.1.8 Pratique régulière d'un loisir :

Il a été décrit dans la littérature que la monotonie et la répétition de la même tâche au travail favorisent le Burn-out [105]. Le fait d'avoir des loisirs à côté du travail peut correspondre à un changement de tâches. Les loisirs sont très favorables à l'épanouissement personnel ; permettant de lutter contre le sentiment d'absence d'accomplissement au travail.

Nos résultats vont à l'encontre de ceux retrouvés chez Maslach, c'est ainsi que la pratique de loisirs chez un employé homme ne protège pas contre le Burn-out cependant l'augmentation du risque est faible, il semblerait que c'est un manque de puissance de l'analyse ou bien cela du à l'hétérogénéité des composantes du Burn-out, en effet lorsqu'on prend en compte que la composante accomplissement personnel, on retrouve le même résultats que celui de la littérature ainsi la présence de loisirs diminue le risque de manque d'accomplissement personnel d'une grandeur de quatre par rapport à l'absence de loisirs.

La pratique de loisirs pourrait être une conséquence du Burn-out exprimant le besoin de loisirs dans la vie quotidienne des Algériens.

4.3.1.9 Consommation de tabac :

Il ressort de notre étude une corrélation entre l'épuisement professionnel et la consommation de tabac à la différence d'une enquête menée sur le stress auprès du personnel de santé au Maroc [5] nous n'avons aucune donnée bibliographique sur la relation tabac –Burn-out.

Le facteur tabac en question n'a intéressé dans notre étude que les employés hommes, la relation est faible en plus il n'a été retrouvé lié qu'à une seule composante du Burn-out : la dépersonnalisation, conformément (partiellement) à certaines données de Christina Maslach qui note que la dépersonnalisation n'intéresse que le sexe masculin.

4.3.2 Facteurs professionnels
4.3.2.1 ancienneté à l'établissement et dans la fonction actuelle :

Notre étude a montré que l'épuisement professionnel serait lié positivement à une ancienneté professionnelle de plus de 20 ans mais le lien est très faible. Ceci ne corrobore pas aux données de la littérature qui mentionnent que les gens qui débutent leur carrière auraient une plus grande tendance à être sujet à l'épuisement professionnel (Maslach, Schaufeli et Leiter, 2001: 409; Truchot, 2004), aussi Delaye avance que le Burn-out n'est pas qu'une affaire de salariés expérimentés. [100]

Selon Maslach , cité par Lidvan-Girault 1989 [106] , on peut parler d'une " période sensible" d'incidence du Burn-out au cours de la carrière professionnelle, située entre la seconde et la sixième année de pratique, soit de 1 à 5 ans d'ancienneté professionnelle. Vu que notre étude est de type transversal, cette période d'incidence ne pourrait être déterminée ni discutée. Cependant on observe deux périodes à forte prévalence : de un à dix ans et de vingt-un ans à trente-cinq ans, avec trois pics neuf ans, vingt- six- ans, vingt-huit ans et trente-deux ans. Si les employés les plus âgés sont parmi les plus atteints, cela suppose qu'ils ne pratiquent pas cette profession par vocation, ils ont été recrutés sur le tas et c'est durant leur carrière que leur souffrance s'est développée.

Concernant la tranche d'ancienneté de un à dix ans, ce sont de jeunes employés ayant débuté leur carrière avec beaucoup d'enthousiasme mais au fil des années ils finissent par se lasser et leur ardeur au travail commence à s'émousser.

4.3.2.2 la catégorie socioprofessionnelle :

Freudenberget, Pines, Aronson et Kafry accordent une place certaine au « Burn-out » des cadres et des « yupies », professions envahies de stress et de compétition et largement menacées dans leur santé mentale.

Dans l'Union européenne, on estime que un tiers des salariés connaitraient un taux de stress trop important et presque un tiers des cadres présenteraient un taux de stress aigu (Combalbert & C. Riquelme-Sénégou, 2006). [100]

Effectivement, cette catégorie de salariés cadres souffrent plus de Burn-out par rapport aux autres catégories professionnelles (exécution et maîtrise) mais avec une précision dans notre étude : il s'agit non pas de la population globale mais des célibataires avec un odds ratio de vingt et un.

4.3.2.3 Groupe de poste :

L'appartenance au groupe trois (caissiers, guichetiers, chargés de clientèle, appariteurs, vérificateurs et agents administratifs) est significativement lié au risque de Burn-out dans la population masculine mais par rapport aux hommes qui travaillent dans le groupe 1 (agents techniques, liquidateurs, directeurs d'agence et assistance sociales)

Un caissier sur deux est atteint de Burn-out, un tiers des appariteurs, vérificateurs, chargés de clientèle et un quart des agents administratifs, des guichetiers et des chefs de service en sont atteints aussi. Rémillard dans son article classe les caissiers, les chargés de clientèle et les agents administratifs comme groupe professionnels à risque [107] Il est évident que l'appartenance à ce groupe expose à un fort risque de Burn-out de par la présence entre les hommes de compétitivité de poste, en plus de la concentration et de l'attention qu'exige ce groupe à postes.

82% des cas de Burn-out chez les hommes appartiennent à ce groupe. Celui-ci présente également d'autres caractéristiques : ils ont beaucoup d'enfants et de personnes à leur charge, ont des loisirs travaillent à temps partiel dans les banques.

4.3.2.4 Contact fort avec le public :

Il est connu que les personnes engagées dans des relations d'aide sont fortement exposées à un risque de Burn-out [108].Dans notre étude, nous avons classé nos salariés en trois catégories de contact : contact faible, moyen et fort en fonction de leurs postes, ce facteur est similaire au précédent et a le même sens explicatif.
Il est retrouvé dans l'échantillon global celui des hommes et des mariés, et ce qui supposerait aussi que les femmes salariées tolèrent mieux le contact avec le public que les hommes comme il a été constaté en milieu social.

4.3.2.5 le secteur d'activité :

Dans la population masculine, il existe une variation dans le taux de Burn-out selon le secteur d'activité. Ainsi les employés hommes des banques présentent de façon significative plus de risque (sept) de faire un Burn-out que leurs confrères travaillant dans les assurances. Ce risque serait peut-être dû à la forte responsabilité financière.

Tabagiques, prenant des médicaments pour maladies digestives, appartenant à la catégorie maitrise et non soutenus socialement, sont les caractéristiques principales de ces salariés.

4.3.2.6 Temps de travail :

Cette étude montre qu'il existe un lien significatif entre

l'épuisement professionnel et le travail à temps partiel dans l'échantillon global, chez les hommes et chez les mariés.

Il est connu que le respect des rythmes biologiques est une condition nécessaire pour le fonctionnement physiologique de tout être humain, ainsi Franceschi remarque que le Burn-out inclut les professions qui ne tiennent pas compte des rythmes biologiques ou qui présentent des nuisances.

Parmi les composantes du Burn-out, c'est la dépersonnalisation qui est liée au mode de travail partiel chez la population globale, les mariés et les hommes.

Ce mode de travail traduit le malaise ressenti par les mariés socialement non accepté surtout que le choix de ce mode est imposé par l'administration des structures.

4.3.2.7 Trajet professionnel < 30mn

Retrouvé significatif dans l'échantillon des femmes, un temps de trajet de moins de 30 mn est à l'origine dans notre étude d'un risque un peu élevé de Burn-out par rapport à un temps plus long contrairement aux données de la littérature. L'explication de cette situation nécessite plus de données non étudiées (comme par exemple les moyens de transport et l'arrivée en retard pour rejoindre le poste de travail).

4.3.2.8 Volume horaire hebdomadaire :

Le nombre d'heures exercé par semaine peut refléter une forte charge de travail ainsi ce facteur est constaté dans l'échantillon des célibataires.

4.3.2.9 Pénibilité du transport :

Pas de lien significatif entre l'épuisement professionnel et la pénibilité du transport. Fannello retrouve le même résultat.

4.3.2.10 Autre activité pécuniaire:

Christina Maslach proposait aussi un changement de tâches en dehors de l'activité habituelle au cours d'une semaine de travail pour prévenir le Burn-out. [105]

Cette variable n'est pas corrélée de façon significative au syndrome d'épuisement professionnel dans notre étude.

4.3.3 Les stresseurs professionnels :
4.3.3.1 La formation

Les incertitudes et l'angoisse engendrées par l'absence de formation appropriée sont souvent génératrices de stress intense pouvant contribuer au développement du phénomène de burn-out. [25]

Fanello dans son étude sur le secteur tertiaire n'a pas constaté de lien entre le manque de formation et le risque de Burn-out aux Pays de la Loire.

Le manque de formation est le facteur principal de l'épuisement professionnel dans notre population ; il a été retrouvé dans l'échantillon global et dans toutes les strates que nous avons constituées. La plus forte signification est observée d'abord dans l'échantillon des célibataires $p< 0,00001$ avec un risque de trente-cinq fois par rapport aux célibataires formés, puis dans celui des femmes avec un risque de huit, aussi dans celui des hommes et de la population globale avec un risque de trois et demi, enfin dans celui des mariés.

En Algérie dans tous les secteurs d'activité la formation est surtout théorique, une fois sur le terrain l'employé se heurte à maints problèmes d'où la nécessité de renforcer les stages et les travaux pratiques.

Nous pensons que le travailleur algérien reçoit une formation non appropriée au travail qu'il doit effectuer, ne se sent pas rentable et cela est une source de son stress au travail.

Le risque est très grand chez les célibataires du fait de la présence d'une discordance entre l'image sociale apparente qu'évoque le niveau d'études supérieur fréquemment observé chez le célibataires, et l'image que se fait ce dernier sur lui-même, image engendrée par le manque réel de formation en plus de la compétitivité qui existe entre eux.

4.3.3.2 Les conflits de valeurs et valeur perçue du travail :

Selon Maslach et Leiter (1997), les « conflits de valeurs » peuvent devenir un sérieux problème lorsqu'il existe un net décalage entre les exigences d'une fonction et les valeurs et principes moraux de l'individu. [25] [75]

Notre étude a mis en relief un lien significatif entre les conflits de valeurs- valeur perçue et l'épuisement professionnel chez les mariés, dans l'échantillon global et surtout chez les employées femmes avec un risque plus marqué.

Un déséquilibre dans ce domaine peut être lié à des conflits, par exemple, d'ordre éthique surtout que notre société est caractérisée par une diversité culturelle et politique qui n'est peut-être pas retrouvée dans les pays occidentaux.

D'un autre côté, l'employé qui ne peut pas contribuer positivement au bon fonctionnement de sa société va se retrouver frustré dans son désir de se réaliser. (valeur perçue) [25]

Fanello a retrouvé uniquement le manque d'estime de soi au travail (la valeur perçue au travail) comme un déterminant de la souffrance psychique. Il serait donc préférable de dissocier les conflits de valeurs de la valeur perçue dans l'étude des facteurs de risque d'épuisement professionnel.

4.3.3.3 Le contrôle

Le contrôle de l'activité professionnelle est défini comme la capacité à exercer une influence sur son environnement de manière que celui-ci devienne plus gratifiant et moins menaçant [109]. Le contrôle se réfère surtout aux possibilités d'intervention du professionnel dans l'organisation de son propre travail et de participer aux décisions concernant le travail. Le domaine du contrôle inclut la tâche, l'horaire, l'activité des autres personnes (formation, répartition), etc. Le manque de contrôle ou d'autonomie dans l'exécution de la tâche ainsi que l'absence de participation aux décisions peuvent contribuer au burnout. [110]

Notre étude montre qu'il existe un lien inversé entre l'épuisement professionnel et le contrôle dans l'échantillon des célibataires. Il semble que les célibataires autonomes dans l'exécution de leur tâche et ayant la possibilité de participer aux décisions prises souffrent cinq fois plus d'épuisement professionnel par rapport aux célibataires non autonomes, ceci ne concorde avec la théorie.

Cela pourrait s'expliquer par la difficulté que retrouvent les employés autonomes à assumer leur tâche, ne se fiant pas à leurs capacités, ils manquent d'assurance notamment quand ils sont mal formés.

4.3.3.4 Récompense, reconnaissance et équité au travail :

Un déséquilibre prolongé entre les efforts prononcés et continus fournis par les individus dans leur travail et les récompenses ou avantages qu'ils en tirent (estime, respect, salaire…), autrement dit un manque de « réciprocité sociale », peut induire des réactions néfastes sur un plan émotionnel et physiologique. [73]

Ce facteur « récompense, reconnaissance et équité au travail », est inversement corrélé à l'épuisement professionnel dans l'échantillon des femmes et tend à la signification dans celui des hommes.

Ceci pourrait s'expliquer par le fait que les récompenses perçues par les employées femmes ne sont pas assez suffisantes pour apaiser leur souffrance au travail.

4.3.3.5 La charge de travail et l'imprévisibilité du travail:

La charge de travail est bien évidemment un élément central à n'importe quel contexte professionnel et autant elle est synonyme de productivité pour les entreprises autant elle représente une demande importante en terme de temps, d'effort et d'énergie de la part de l'individu.

Dans notre étude on n'a pas trouvé de lien entre ce facteur et l'épuisement professionnel contrairement à d'autres études européennes [111] [112] [113] [78] où la charge de travail est intense et source d'une pénibilité psychosociale

4.3.3.6 Support social

La littérature sur le stress démontre invariablement que le soutien social représente l'un des moyens les plus efficaces pour prévenir le phénomène de burnout.

Le soutien social n'est pas seulement celui apporté par la famille et les amis d'un individu, mais aussi par le contexte professionnel dans lequel il se trouve par le biais de ses collègues et de ses supérieurs (McBride, 1983 ; Maslach, 1982.)

Les relations inadéquates avec les supérieurs réduisent la confiance en soi même et contribuent à une diminution du sentiment de réalisation personnelle. [110]

Notre étude n'a retrouvé aucun lien entre le support social et l'épuisement professionnel.

4.4 LIMITES ET BIAIS L'ETUDE

Dans la présente étude, nous avons mené une enquête transversale par questionnaire : s'il s'agit de la méthode la plus couramment utilisée dans l'évaluation des problèmes de santé mentale au travail, elle n'en demeure pas moins entachée de nombreux biais.

a. Le concept du Burn-out :

Le Burn-out est un processus ou un état complexe dont les origines et mécanismes sont multiples et dépendants entre eux. L'échelle MBI (Maslach Burnout Inventory) n'offre d'ailleurs pas de score qui tranche entre absence ou présence de Burn-out. Cette échelle ne sert pas d'outil diagnostique mais un niveau de risque élevé défini par Maslach correspond déjà à un état pathologique. Il est ainsi difficile de faire une enquête épidémiologique sur ce sujet, puisqu'il est impossible d'avoir des interprétations rigoureuses.

Les résultats de cette étude permettent cependant de donner une orientation sur l'existence du Burn-out et des facteurs qui lui sont associés.

b. La subjectivité des réponses :

Un auto-questionnaire ne peut pas permettre une évaluation objective du Burn-out. Un sujet souffrant de Burn-out peut ne pas répondre réellement au questionnaire (voulant par exemple nier sa souffrance)

c. La sous-estimation du Burn-out :

Il est possible que les employés ayant un Burn-out élevé n'aient pas répondu au questionnaire par manque d'énergie, de motivation ou par évitement. Le taux de Burn-out dans cette étude peut donc être sous-estimé. La tendance à dissimiler le brun out chez plusieurs individus fait que sa fréquence sera sous-estimée.

L'enquête n'a porté que sur les agents en poste ; l'effet « travailleur sain » est ici présent : les agents les plus atteints psychiquement ont certainement dû cesser temporairement leur travail.

Chapitre 5 : CONCLUSION

Au terme de notre étude nous avons mis en évidence un niveau élevé de risque de *Burnout* chez les employés du secteur tertiaire de la daïra de Sidi Bel Abbès: 23,6 % d'entre eux ont un risque global de *Burnout* supérieur à 4.

Actuellement l'utilisation des questionnaires demeure la seule alternative pour rechercher un processus de stress. Les techniques de quantification de la souffrance psychiques par les réactions neuro hormonales tel que le dosage du cortisol ne sont pas spécifiques et ne nous permettent pas de les retenir comme indice [32].
A cet effet, l'utilisation conjointe des questionnaires MBI avec la JPIS[69] [87] nous a permis de quantifier le Burn-out et d'identifier les domaines d'interaction de la personne avec son environnement professionnel. L'importance du rôle tenu par l'environnement de travail dans le développement du burnout professionnel a été particulièrement sous-estimée lors des efforts de prévention en comparaison avec l'importance assignée au rôle joué par l'individu seul : Jusqu'à présent, les efforts de prévention se sont principalement portés sur l'individu et non pas sur l'environnement professionnel [25].
Grâce aux différentes techniques statistiques utilisées, de nombreux facteurs de risque ont été détectés.
On peut remarquer que l'environnement de travail « Conflits de valeurs et valeur perçue au travail » et« Formation » a une forte influence sur le niveau d'épuisement professionnel tout comme certaines caractéristiques professionnelles (le contact fort avec le public, le mode de travail partiel et une ancienneté de plus de vingt et

un ans dans la fonction). La seule caractéristique personnelle associée à un risque élevé d'épuisement professionnel est la prise de médicaments pour se calmer et calmer les douleurs.

Cependant il existe quelques spécificités au sein des sous populations :

Dans la population masculine six facteurs caractérisent l'épidémiologie du Burn-out : deux facteurs personnels (tabac, loisirs), trois facteurs professionnels (un mode de travail partiel, travail dans les banques, occupant un poste du groupe3) et un stresseur qui est le manque de formation.

Dans la population féminine huit facteurs discriminants ont été mis en évidence : trois facteurs personnels (prise de médicaments pour trois motifs : pour se calmer et calmer les douleurs, pour dormir et pour d'autres motifs non précisés), deux facteurs professionnels (une ancienneté de vingt ans et plus dans la fonction et un temps de transport de moins de trente minutes) et trois stresseurs professionnels(le manque de formation, les conflits de valeur - valeur perçue au travail et récompense-reconnaissance).

Chez les employés mariés les facteurs associés au Burn-out sont au nombre de quatre: deux facteurs professionnels (un mode de travail partiel et un contact fort avec le public) et deux stresseurs (les conflits de valeur et valeur perçue avec un manque de formation).

Chez les célibataires huit facteurs caractérisent l'épidémiologie professionnelle du Burn-out : trois facteurs personnels(Les médicaments pour se calmer et calmer la douleur ainsi que pour d'autres motifs non précisés, un niveau d'instruction avec ou sans Bac), trois facteurs professionnels(une tâche autre que celle exercée au niveau de l'entreprise, l'appartenance à la catégorie cadre et une charge horaire hebdomadaire de 40heures et plus) et deux stresseurs professionnels(le manque de formation et d'autonomie au travail).

Suite aux résultats obtenus, les principales mesures correctrices prises au sein des différentes entreprises concernées par l'étude consisteront à traiter et à diminuer les situations de stress.

Les cinquante-quatre personnes qui présentent un risque élevé de *Burnout* selon Maslach (risque global = 6) ont été contactées par le service de médecine du travail. Une aide médicale et un recours si nécessaire à un spécialiste (psychiatre ou psychologue) leur seront proposés le plus tôt possible. L'application de mesures professionnelles permettra de :

- Promouvoir la formation multiple afin d'accéder à des changements de poste ;
- Diminuer le contact avec le public par un système de rotation pour l'exécution des tâches ;
- Proposer un aménagement de l'espace et de l'environnement avec développement des services internes au personnel (distributeurs de boissons, fontaine à eau, coins détente, musique douce, cafétéria avec fauteuil relaxant) avec contribution à des activités de loisirs (les jeux d'échec, jogging avec compétition sportive et la lecture), mais aussi mise en place de services externes, (couture, cuisine et tricot pour les femmes) ;
- Renforcer la communication sur la vie de l'établissement avec affichage hebdomadaire d'un planning événementiel (résultats des concours, évolution des responsabilités) ainsi qu'une information sur les prestations (bibliothèque, associations) ;
- régler les problèmes techniques ;

- ➢ Améliorer les conditions de travail, ou multiplier la rotation des salariés travaillant en mode partiel ;
- ➢ Dépister puis traiter ou prévenir les affections pour lesquelles certains salariés prennent des antalgiques ;
- ➢ Améliorer les performances physiques et mentales des salariés très anciens dans la fonction pour mener à bien les tâches qui leur incombent ;
- ➢ Prévenir les causes de stress en appliquant une meilleure répartition des tâches pour en limiter le parasitisme (management de proximité) ;

BIBLIOGRAPHIE

[1] -Chini B. Evaluation quantitative du stress dans une population de salariés des régions de Haute et Basse Normandie. Arch. Mal Prof 2001; 62:536–45.

[2]- Cox T, Griffith D, Rial-Gonzalez E, editors. European Agency for Safety and Health at Work: a research on work-related stress. Luxembourg: office for official publications of the European communities; 2000.

[3]-Mrizak N, Assadi J, El Maalel O, et al. Evaluation de la souffrance des soignants par l'analyse du concept de l'épuisement professionnel. Arch Mal Prof 2004;65(2–3):140.

[4]- Akrout M, Khalfallah T, Bachir H, et al. Etude des violences exercées sur le personnel de trois centres hospitaliers tunisiens.Arch Mal Prof 2003;64(1):13–7.

[5]- O. Laraqui, S. Laraqui, D. Tripodi, A. Caubet, C. Verger, C.H. Laraqui : Evaluation du stress chez le personnel de santé au Maroc : à propos d'une étude multicentrique, Archives des Maladies Professionnelles et de l'Environnement 2008;69:672-682.

[6]- Fanello S, Ripault B, Heuze V, et al. Souffrance psychique liée au travail : étude réalisée chez 456 soignants d'un centre hospitalier universitaire. Arch Mal Prof 2003;64(2):70–6. Weibel L, Pittet A, Gabrion I, et al. Evaluation du stress des médecins urgentistes lors des interventions pré hospitalières. Arch Mal Prof 2004;2(3):139.

[7]- Wright C, Devereaux MS, Riggs B. Le stress et la dépression au sein de la population occupée, *Rapports sur la santé*, Vol. 17, no 4, 2006 (Statistique Canada, no 82-003-XIF au catalogue.

[8]-Legault Faucher, Monique. Vous avez dit présentéisme, *Prévention au travail*, Hiver 2009.

[9]- European Agency for Safety and Health at Work. *OSH in figures: stress at work – facts and figures* (2009). http://osha.europa.eu/.

[10]- Corinne Van De Weerdt, Martine Francois, Valerie Langevin.ARACT Nord-Pas-de-Calais "Stress professionnel, comprendre pour agir" 7 Novembre 2003.

[11]- Chouaniere .D et AL stress et risque ; concept et prévention .Document pour le médecin du travail N 106, 2e trimestre 2006 ,169-186.

[12]- les enquêtes SUMER 2003 et « conditions de travail » 2005 réalisées par le ministère chargé du Travail auprès de la population active www.travail.gouv.fr/ rubrique statistiques.

[13]- Contact avec le public : près d'un salarié sur quatre subit des agressions verbales, DARS, Premières synthèses Avril 2007 - N° 15.1.

[14]- Les facteurs psychosociaux au travail Une évaluation par le questionnaire de Karasek dans l'enquête Sumer 2003, DARS Premières synthèses Mai 2008 - N° 22.1.

[15]- Fanello S, Parot-Schinkel E, Gueritault-Chalvin V, Vincent JP, Casanova C, Gaudemer C, et al. Etude des déterminants socioprofessionnels de la souffrance psychique au travail. Arch. Mal Prof 2004; 65:326–34

[16]- Pines A.P, MASLACH C. Characteristics of staff burn out in mental health settings .Hospital and Community Psychiatry, 1978, 29, n°4/ 233-237.

[17]- Bibeau G.Le burn out 10ans après. Santé mentale du Québec, 1985, 10, 2 :30-34.

[18]- Catherine Franceschi-Chaix : le syndrome de BURN-OUT : étude clinique et implications en psychopathologie du travail, Recherche en soins infirmiers N' 32 _ Mars 1993.

[19]- Barth, P.S. (1990). The effects of stress at the workplace. In E.H. Yates et J.F. Burton, Jr. (dir.), International examinations of medical-legal aspects of work injuries. Scarecrow Press, 1998, pp. 93- 105.

[20]- Freudenberger HJ. Staff Burnout. *Journal of Social Issues* 1974; 30: 159-165.

[21]- Bressol E. : « Organisations du travail et nouveaux risques pour la santé des salariés. Avis et rapports du Conseil économique et social », République française, 2004 ; 132 p.

[22]-Benmessaoud h, syndrome d'épuisement professionnel " burn out" chez le personnel infirmier de deux établissements hospitaliers : le centre hospitalo- universitaire d'alger et le centre pierre et marie curie, 2008.

[23]- Boudarene M. Timsit-Berthier M, Legros J.J. Qu'est-ce que le stress ? Rev . Med. Liège, 1997, vol.52, n°8 : 541-549

[24]- Routier A. Les stress, Rappels du concept. Archives de Maladies Professionnelles, volume 52, n°4, 1991 : 254.

[25]- Guéritault-Chalvin, C. Cooper .mieux comprendre le burnout professionnel et les nouvelles stratégies de prévention : un compte rendu de la littérature *Journal de Thérapie Comportementale et Cognitive* 2004, 14, 2, 59-70.

[26]- Chamoux A, Paris C, Desheulles J, et al. Stress et travail : rôle de la pénibilité psychique du travail. Arch Mal Prof 1999; 60 (6) : pp.570-573.

[27]- Gueroui S, Vaxevanoglou X, Nezzal AZ, et al. Les déterminants organisationnels et psychosociaux du stress et l'activité hospitalière au CHU de Annaba. Arch Mal Prof 2004;65(2–3):138.

[28]- Lazarus RS, Folkman S. Stress, appraisal, and coping. New York, Springer, 1984.

[29]- Boukortt C, Lamara MA, Benmessaoud H, et al. Evaluation des troubles anxiodépressifs chez le personnel soignant. Arch Mal Prof 2004;65(23):139.

[30]- Kenza Kahlain, Abdeljalil El kholti : Stress au travail, un problème de santé publique ! Espérance Médicale • Mars 2010 • Tome 17 • N° 166, p 154-157.

[31]- INRS, Stress et risques psycho sociaux concepts et prévention.Document pour le médecin du travail N°106, 2ème trimestre 2006.

[32]- Poyen D. La mesure du stress professionnel. Archives de Maladies Professionnelles, volume 52, n°4, 1991 :266-270.

[33]-Cnockaert J C., Mouzé-Amady M. Stress et cortisol salivaire: méthodologie, interprétation et utilisation sur le terrain. Les notes scientifiques et techniques de l'INRS, n°98, mars 1993 : 822 pages.

[34]- Troxler R. G., Schwertner H.A. Cholesterol, stress, lifestyle, and coronary heart disease. Aviat. Space Environ. Med., 1985, 56: 660-665.

[35]- Boitel L., Demogeot F., Rebstock E. Stress en milieu de travail. Approche épidemiologique. Première enquête nationale multicentrique. Club Européen de la santé, 1990:71 pages.

[36]- Demogeot F., Boitel L., Courthiat M.C., Vallayer C. Epidémiologie, santé mental et travail. Archives de Maladies Professionnelles, volume 52, n°4, 1991 : 247-252.

[37]- DantzerR., Bruchon-Schweitzer M. Introduction à la psychologie de la santé. Psychologie d'aujourd'hui, Ed. Puf, 1994 : 220 pages

[38]- Larouche L.M., Hillel J. Les réactions psychiatriques au stress situationnel. In : Lalonde P., Grunberg F. Psychiatrie clinique : Approche contemporaine, Ed.Morin Gaëtan, 1980 : 143-173.

[39]- Maslach C. Burned-out. *Hum Behav* 1976; 5: 16-22.

[40]- Freudenberger HJ. Burnout: Occupational hazard of the childcare worker.*Child Care Quarterly*1977; 56:90-99.

[41]-Berkeley Planning Associates. Evaluation of child abuse and neglect demonstration projects (1974-1977). Project Management and Worker Burnout. Washington, DC, US Department of Commerce: volume IX, 1977.

[42]-EdelwichJ, Brodsky J. Burnout: Stages of disillusionment in the helping professions. New-York: HumanSciences Press, 1980.

[43]- Larouche L.M., Manifestations cliniques du "burn out" chez les médecins, Santé mentale au Québec, 1985, X, 2, 145-150.

[44]- Maslach CH, Jackson SE. Burnout in health professions: A social psychological analysis. In : G.S. Saunders& J. Suls (Eds.) Social Psychology of Illness London: Lawrence Erlbaum, 1982.

[45]- Maslach CH, Jackson SE ; the measurement of experienced burnout, journal of occupational behaviour. vol. 2.99-113 (1981).

[46]- Maslach CH, Jackson SE. The Maslach Burnout Inventory(3ème ed.). Palo Alto, CA: Consulting Psychologists Press, 1981.

[47]- Maslach CH, Jackson SE. The Maslach Burnout Inventory (2nd ed.) Palo Alto, CA: Consulting Psychologists Press, 1986.

[48]- Maslach CH, Jackson SE, LEITER MP. Maslach Burnout Inventory Manual (3rd ed.) Palo Alto, CA: Consulting Psychologists Press, 1996.

[49]- Raix.A. Le burn out. Archives de maladies Professionnelles, volume 52, n°4, 1991 : 264-266.

[50]- Delbrouck.M, burn-out et médecine Le syndrome d'épuisement professionnel. Cahiers de psychologie clinique 2007/1 (no 28), 123-132.

[51]- Personne.M. Trois origines d'épuisement professionnel. NPG Neurologie-Psychiatrie-Gériatrie (2009) 9, 245-250.

[52]- Canoui. P, Mauranges. A, Florentin .A. Le syndrome d'épuisemnt professionnel des soignants. Ed. Masson, 1998 : 211 pages.

[53]- Barbier.D. Le syndrome d'épuisement professionnel du soignant. Press Med 2004 ; 33 : 394-8.

[54]- Cathebras.P, BEGON.A. Epuisement professionnel chez les médecins généralistes. Press Med 2004 ; 33 : 1569-74.

[55]- Courtial. J.P, Huteau .S. Le burn out des infirmières en psychiatrie : de la recherche à l'hôpital. Santé publique 2005, volume 17, no 3, pp. 385-402.

[56]- Fanello.S, Morlier-tournelle.C, Ripault B, Parot E, Kandouci

BA, David G, et al. Souffrance psychique des cadres infirmiers : étude portant sur 97 cadres d'un centre hospitalier universitaire français. Arch Mal Prof 2003;64:375–82.

[57]- Hélène Dusmesnil, Épuisement professionnel chez les médecins généralistes de ville : prévalence et déterminants Santé publique 2009, volume 21, n° 4, pp. 355-364.

[58]- Laugaa.D , N. Rascle , M. Bruchon-Schweitzer. Stress et épuisement professionnel des enseignants français en école élémentaire. Une approche transactionnelle. Revue européenne de psychologie appliquée 58 (2008) 241–251.

[59]- Fromage. B, Goutany.E. Le "burn out" de l'aidant familial âgé. Revue européenne de psychologie appliquée 57 (2007) 145-150.

[60]- Marciau X, Lubek.J, Epiter.J.P : l'emploi dans le secteur tertiaire, ministère de l'économie des finances et de l'industrie, Direction de la Prévision, Document de travail Août 2000, P : 2-42.

[61]- Daloz.L, Benony. H. Le sujet en état d'épuisement professionnel. Approche clinique sur une population de soignants. Arch Mal Prof Env 2007 ; 68 : 126-135.

[62]- C. Hazif-Thomas et al. Quand la relation d'aide tombe malade, ou le travail du *burn out,* NPG Neurologie - Psychiatrie - Gériatrie (2009) **9**, 239—244)

[63]- Maslach CH, Leiter MP. The truth about burnout: How organizations cause personal stress and what to do about it. Jossey Bass, 1997. ;

[64]- Mangen Marie Hélène, étude du burn out chez les médecins généralistes luxembourgeois, thèse n°2007 p19, 2007.

[65]- Dion G, Tessier R. Validation de la traduction de l'inventaire d'épuisement professionnel de Maslach et Jackson. *Can J Behav Sci* 1994; 26: 210-27.

[66]- French JRP, Caplan RD, Harrison RV. The mechanisms of job stress and strain. Chichester, UK: Wiley, 1982.

[67]- Macbride A. Burnout: possible? Probable? Preventable? *Canada's Mental Health* 1983 ; *31* : 2-3, 8.

[68]- Guéritault-Chalvin V. Job-Person Interaction in the Development of Occupational Burnout: Testing the Reliability and the Validity of the Job-Person Interaction Scale, 2002. Thèse de Doctorat (Ph.D.) Georgia State University (USA.) En cours de publication

[69]- Parot. E, Gueritault-Chalvin. V, Fanello. S. Validation de la version française du Job-Person Interaction Scale (JPIS) ou Echelle de vécu professionnels par l'individu (EVPI). Rev Epidemiol Santé Pub 2006;554:2S5 (article soumis)

[70]- Bertrand.F, Martinez.P. Charge de travail des médecins des urgences : problème quantitatif ou qualitatif ? De la sérénité du médecin des urgences. Réanim Urgences 2000 ; 9 : 492-7.

[71]- Delbrouck.M. Je suis épuisé(e) par ma charge de travail. Que puis-je y faire? Le burn-out ou la souffrance des soignants Causes spécifiques du syndrome d'épuisement professionnel du soignant. Imaginaire & Inconscient, 2010/25, 157-165.

[72]- Forest.J, Dagenais-Desmarais.V. Le lien entre la santé mentale et la satisfaction des besoins d'autonomie, de compétence et d'affiliation sociale. Gestion • volume 35 / numéro 3 • Automne 2010,

20-26.

[73]- Marcel Lourel, Charlotte Mabire. Le déséquilibre efforts-récompenses et les débordements entre vie au travail, vie privée chez les éleveurs laitiers : leurs effets sur l'épuisement professionnel. Santé publique, volume 20, Supplément N° 3, Mai-Juin 2008, pp. S89-S98

[74]- D.Truchot. Le burn out des médecins généralistes : influence de l'iniquité perçue et de l'orientation communautaire. Annales Médico-Psychologiques 167 (2009) 422-428

[75]- Biron.L. La souffrance des intervenants : perte d'idéal collectif et confusion sur le plan des valeurs. Cahiers critiques de thérapie familiale et de pratiques de réseaux 2006/1 (n°36), 209-224.

[76]- Elisabeth Grebot. Stress et burn out au travail : identifier, prévenir, guérir. Groupe Eyrolles, 2008.

[77]- Théoni K., La prévention du stress au travail en Europe : aperçu des activités syndicales- obstacles et stratégies futures. BTS Newsletter n°19-20, septembre 2002.

[78]- Fanello.S, C. Dagorne, A. Rouquette, V. Chalvin-gueritault, E. Parot-schinkel, Evaluation à trois ans de la souffrance psychique des employés d'une entreprise du tertiaire, Archives des Maladies Professionnelles et de l'Environnement 2008;69:448-454

[79]- Hamberger LK, Stone GV. Burnout prevention for human service professionals : proposal for systematic approach. Journal of Holistic Medecine 1983; 5: 149-162.

[80]-Homer JB. Worker burnout: a dynamic model with implications for prevention and control. *System Dynamics Review* 1985 ;*1*: 42-62.

[81]- HEANEYCA, VAN RYN M. (1990). Broadening the scope of worksite stress programs: A guiding framework. *American Journal of*

Health Promotion 1990 ; *4* : 413- 420.

[82]- Lyall A. The prevention and treatment of professional burnout. *Loss, Grief and Care* 1989 ; *3* : 27-32.

[83]- Newman J, Beehr T. Personal and organizational strategies for handling job stress: A review of research and opinion. *Personnel Psychology* 1979 ; *32* : 1-43.

[84]- Ross E. Preventing burnout among social workers employed in the field of AIDS/HIV. *Social Work in Health Care* 1993 ; *18* : 91-108.

[85]- FRIEDMAN R. Making family therapy easier for the therapist: burnout prevention. *Family Process* 1985 ; *24* : 549-553.

[86]- RIORDAN RJ, SALTZER SK. Burnout prevention among health care providers working with the terminally ill: A literature review. *Omega* 1992 ; *25* : 17-24.

[87]- TarisTW , Schreurs PJG.Schaufeli WB.Contruct validity of the Maslach Burnout Inventory-General Survey : a two-sample examination of its factor structure and correlates. Work stress 1999, 13(3) :223-237

[88]- Bourbonnais R., Comeau M., Dion G.,Vézina M., Impact de l'environnement psychosocial de travail sur la santé mentale des infirmières en centres hospitaliers au Québec, Département d'ergothérapie, Faculté de médecine et équipe derecherche Impacts sociaux et psychologiques du travail, Université Laval, 1997,79p.

[89]- Lert F., Morcet J.F. et al. : Organisation du travail, stress et épuisement professionnel chez les infirmières exerçant à l'hôpital, identification des situations à risque. Inserm U88 ,1997.

[90]- Rocher M., L'ergonomie de conception: un défi pour l'hôpital, Travail et sécurité, mai98, n°572.

[91]- Truchot D. Epuisement professionnel et burn out. Concepts, modèles, interventions. Paris : Dunod, 2004, 265 p.

[92]- Begon-Bellet A. Le syndrome d'épuisement professionnel ou burnout des médecins généralistes libéraux de la Loire. Th : Méd. : Saint Etienne 2003, N° 2003-STET-6233, 46p.

[93]- Philippon C. Syndrome d'épuisement professionnel (Burn-out): étude descriptive et recherche de facteurs associés chez 189 médecins généralistes rhône-alpins. Th : Méd. : Lyon 2004, N° 147, 116p.

[94]- Jarry C. Etude du burnout chez les médecins généralistes d'Indre et Loire. Th : Méd. : TOURS 2005, N° 12, 52p.

[95]- EL OUALI S. Etude du burnout ou syndrome d'épuisement professionnel chez les
médecins généralistes libéraux du Cher. Th : Méd. : Tours 2006, N° 3017, 86p.

[96]- Vardon D, Parot- Schinkel E. Caisse des dépôts et consignation. Etude descriptive et analytique de l'épuisement professionnel. En cours de publication.

[97]- Davezies , « stress, pouvoir d'agir et santé mentale », archives des maladies professionnelles et de l'environnement, volume 69, issue 2, may 2008, pages 195-203

[98]-Maslach C., Schaufeli WB, Leiter MP. Job Burnout. Annual Review of Psychology, 2001, 52, 1, p. 397-422.

[99]- American Psychiatric Association :DSM-IV Manuel diagnostique et statistique. Troubles Mentaux. Paris, Masson, 1996, 1052p.

[100]- Richard Delaye et Stéphane Boudrandi : L'épuisement professionnel chez le manager de proximité : le rôle régulateur de l'entreprise dans la prévention du Burnout, revue management et

avenir NO32, p 254-269.62

[101]- CANOUÏ P., MAURANGES A. Le burn out. Le syndrome d'épuisement professionnel des soignants. De l'analyse aux réponses. 3e éd. Paris : Masson, 2004, 228 p.14

[102]- Saint-Arnaud L., Gingras S., Boulard R., Vezina M., Lee-Gosselin H. : Les symptômes psychologiques en milieu hospitalier. In : Ergonomie à l'hôpital, colloque international, Paris 1991, 338-342.

[103]-Pierre Canoui : Approche de la souffrance des soignants par l'analyse du concept de l'épuisement professionnel, le burn out. Considérations psychologiques et éthiques en réanimation pédiatrique, Thèse 1996

[104]- Delbrouck M. Le burn-out du soignant. Le syndrome d'épuisement professionnel. 1e éd. Bruxelles : De boeck, 2003, 280 p.

[105]- Maslach C. Burned-out. The canadian journal of psychiatric nursing, 1979 nov-dec, 20, 6, p. 5-9

[106]- Lidvan- Girault N., Burn Out : émergence et stratégie d'adaptation. Le cas de la médecine d'urgence. Thèse de doctorat. Université René Descartes. Paris,

[107]- Gil Rémillard. Dépression et burnout : prévention et habitudes de vie. 2e trimestre 2006

[108]- Jean-Marc Weller. Stress relationnel et distance au public de la relation de service à la relation d'aide. Sociologie du travail 44 (2002) 75-97.

[109]- Ganster, D. Improving measures of worker control in occupational stress research. In : Hurrell, J.J.Jr., Murphy, L.Sauter,

S.L., Cooper, C.L. (eds.). Occupational stress. London, Taylor and Francis, 1988, 88-99.).

[110]- R. Floru et al : Stress professionnel et Burnout Les Cahiers de l'Actif - N°264/265 ,25-38

[111]- Lègueron P. Le stress au travail. Paris: Odile Jacob Ed.; 2003.

[112]- Légeron P. La santé mentale au travail : un enjeu humain et économique. Presse Med 2006;35:821–2.

[113]- Bernier, D. La crise du burnout. Paris, Les Editions Internationales Alain Stanké, 1995.

Annexe 1 : QUESTIONNAIRE

Laboratoire de recherche environnement et santé.

Service de médecine du travail CHU de Sidi Bel Abbès.

Tel/ Fax : 048 54 49 28.

Coordinateur de l'enquête Dr .C.Kandouci.

ckandouci01@ hotmail.com

Enquête sur l'épuisement professionnel chez les salariés du secteur tertiaire.

L'objectif de cette enquête est d'estimer la prévalence de l'épuisement professionnel dans votre établissement au moyen d'un questionnaire anonyme rempli par le salarié

Cette enquête a eu l'autorisation préalable de votre direction

Nous souhaitons votre participation active afin d'identifier les facteurs de risques associés à l'épuisement professionnel et de proposer par la suite une prise en charge aux personne dont les réponses suggèrent l'existence d'un risque accru

Le questionnaire qui vous a été destiner qu'il soit rempli ou non **doit être déposé au niveau de l'administration** de votre établissement dans des urnes prévues pour cette effet

Nous vous remercions pour votre précieuse collaboration.

L'identification de l'établissement :

1) la taille de l'établissement (effectif)

2) Quel est votre âge ? [   ]

3) Quel est votre sexe ?
   - ☐ masculin
   - ☐ féminin

4) Vous vivez :
   - ☐ seul(e)
   - ☐ en couple

5) Combien avez-vous d'enfant(s)

6) Combien avez-vous de personne(s) à charge ?

7) Quel est votre temps de travail ?
   - ☐ Temps complet
   - ☐ Temps partiel

8) Quelle est votre ancienneté (en années) à l'établissement ?

9) Quelle est votre ancienneté (en années) dans votre fonction actuelle ?

10) Quel est l'intitulé de votre fonction actuelle ?

11) Occupez-vous une position de management ?
    - ☐ Non
    - ☐ Oui

12) Quelle est votre profession ?

13) Quel est votre niveau d'études (il s'agit du niveau et non pas du diplôme) ?
    - ☐ BAC
    - ☐ BAC+
    - ☐ Licence,

14) Quel est votre temps de transport quotidien (en minutes) ?

15) La pénibilité de votre transport est :
    - ☐ Nulle
    - ☐ Faible
    - ☐ Notable
    - ☐ Très importante

16) Prenez-vous régulièrement et depuis plus de trois mois des médicaments ?
    - ☐ Non
    - ☐ Oui
    - ☐ Si oui, pour :
        - Dormir
        - calmer les douleurs
        - le cœur
        - me calmer
        - la digestion
        - Pour autres
        - la dépression
        - la tension artérielle

17) Nombre d'heures de travail en moyenne par semaine :

18) Est-ce que vous consacrez régulièrement du temps à des activités en dehors du travail ?

19) Loisir :
    - ☐ oui
    - ☐ non

20) Consommation de tabac :
    - ☐ Oui
    - ☐ Non

21) Consommation d'alcool :
    - ☐ oui
    - ☐ non

Consigne : Cochez pour chaque question la fréquence correspondante	Jamais	Quelques fois par an	Une fois par mois	Plusieurs fois par mois	Une fois par semaine	Plusieurs fois par semaine	Tous les jours
1. Je me sens émotionnellement pompé(vidé) par mon travail.							
2. Je me sens à bout à la fin d'une journée							
3. Je me sens fatigué(e) lorsque je me lève le matin et que je vais affronter une autre journée de travail.							
4. Je peux comprendre facilement ce que les autres ressentent							
5. Je sens que je traite les autres de façon impersonnelle, comme s'ils étaient des objets							
6. Travailler chaque jour avec des gens, c'est vraiment un fardeau pour moi							
7. Je résous avec efficacité les problèmes des gens							
8. Je sens que j'ai brûlé toutes mes cartes face à mon travail							
9. Je crée une influence positive sur les gens que je côtoie à mon travail							
10. Je suis devenu(e) plus insensible aux gens depuis que j'ai cet emploi							
11. Je crains que ce travail ne m'endurcisse émotionnellement							
12. Je me sens très énergique							
13. Je me sens frustré(e) par mon travail							
14. Je sens que je travaille trop fort à mon emploi							
15. Je ne fais pas vraiment attention à ce qui arrive aux autres							
16. Travailler directement avec des gens me stresse beaucoup							
17. Je peux facilement créer une atmosphère détendue avec les autres							
18. Je me sens épanoui(e) lorsque j'ai travaillé étroitement avec les autres							
19. J'ai accompli plusieurs choses utiles dans ce travail							
20. Je me sens au bout du rouleau							
21. Dans mon travail, je traite les problèmes émotionnels très calmement							
22. Je ressens que les autres me critiquent indûment (de façon illégitime)							

Consigne : Cochez pour chaque question la fréquence correspondante	Pas du tout d'accord	Plutôt pas d'accord	Ni d'accord ni pas d'accord	Plutôt d'accord	Tout à fait d'accord
1. J'ai la possibilité de discuter de manière informelle (non officielle) avec mes collègues pendant les heures de travail.					
2. Mon travail est évalué de manière précise et équitable.					
3. Je suis fier (fière) de dire aux gens que je travaille dans cette organisation.					
4. Dans mon travail, les efforts supplémentaires sont reconnus et appréciés.					
5. Je trouve que je suis convenablement formé(e) pour accomplir les tâches que l'on me confie.					
6. J'aimerais pouvoir me concentrer sur les tâches qui m'ont été confiées mais je ne cesse d'être interrompu(e) par des problèmes imprévus.					
7. Mon travail me fait me sentir utile.					
8. Les délais que l'on m'impose dans mon travail ne sont pas réalistes (temps accordé pour faire quelque chose)					
9. Mes valeurs personnelles sont similaires à celles de mon organisation.					
10. La formation que j'ai reçue lorsque j'ai été engagé(e) m'a correctement préparé(e) à bien faire mon travail.					
11. Au travail, il me faut souvent faire face aux pires crises lorsque je m'y attends le moins.					
12. Je trouve que je suis bien préparé(e) pour les changements qui se produisent dans mon travail. (nouveaux projets, nouvelles responsabilités...)					
13. J'ai un réel sentiment d'appartenance vis-à-vis de mon organisation.					
14. Dans mon travail, je trouve qu'il existe un bon nombre d'opportunités d'obtenir des récompenses ou des avantages.					
15. Dans mon travail, on me laisse la possibilité de penser et d'agir par moi-même.					
16. Plus je travaille et plus on m'en demande. J'ai l'impression de ne jamais en voir la fin.					
17. Je trouve que mon organisation a un bon code d'éthique (règles de conduite).					
18. J'ai l'impression de travailler dur mais cela ne semble jamais être suffisant.					

Consigne : Cochez pour chaque question la fréquence correspondante	Pas du tout d'accord	Plutôt pas d'accord	Ni d'accord ni pas d'accord	Plutôt d'accord	Tout à fait d'accord
19. J'ai l'impression d'avoir tellement de travail à faire que je ne peux même pas prendre une pause de cinq minutes					
20. J'ai mon mot à dire dans la manière d'atteindre les résultats dont je suis tenu(e) responsable.					
21. Je m'entends bien avec mes collègues.					
22. Je peux facilement tenir le rythme imposé par mon travail.					
23. Je travaille beaucoup trop.					
24. J'ai la possibilité de me créer des amitiés au travail.					
25. Je sais que je peux faire confiance aux gens avec qui je travaille pour me donner un coup de main en cas de besoin.					
26. Faire mon travail me donne une bonne opinion de moi.					
27. Il existe des conflits non résolus entre les gens avec qui je travaille, et cela affecte l'ambiance de travail.					
28. Au travail, je me vois souvent dans l'obligation de laisser tomber ce que je suis en train de faire pour faire face à un problème imprévu.					
29. Je trouve que la charge de travail qui m'est allouée est raisonnable.					
30. J'ai l'impression qu'il faut appartenir à un certain clan pour obtenir une promotion.					
31. J'ai l'impression d'avoir la possibilité d'améliorer mon environnement de travail par mes choix et mes décisions.					
32. Au travail, je me sens isolé(e) de mes collègues.					
33. je sais que je suis un(e) employé(e) de valeur.					
34. Mes collègues ont un bon sens de l'humour.					
35. Je trouve que les promotions sont décidées de manière équitable.					

Commentaire libre :
....
....
....
....
....

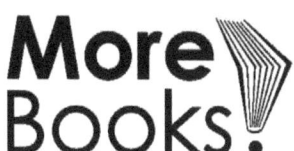

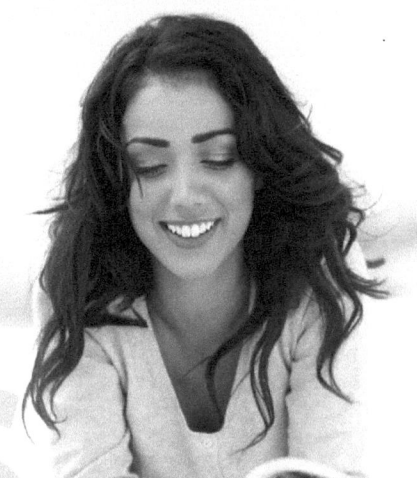

Oui, je veux morebooks!

I want morebooks!

Buy your books fast and straightforward online - at one of the world's fastest growing online book stores! Environmentally sound due to Print-on-Demand technologies.

Buy your books online at
www.get-morebooks.com

Achetez vos livres en ligne, vite et bien, sur l'une des librairies en ligne les plus performantes au monde!
En protégeant nos ressources et notre environnement grâce à l'impression à la demande.

La librairie en ligne pour acheter plus vite
www.morebooks.fr

OmniScriptum Marketing DEU GmbH
Heinrich-Böcking-Str. 6-8
D - 66121 Saarbrücken
Telefax: +49 681 93 81 567-9

info@omniscriptum.com
www.omniscriptum.com

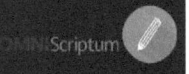

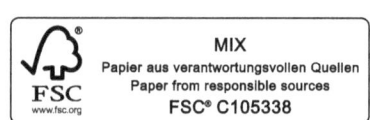

Printed by Books on Demand GmbH, Norderstedt / Germany